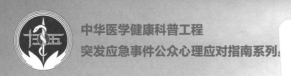

中华医学健康科普工程
突发应急事件公众心理应对指南系列丛书

U0229507

突发应急事件心理援助服务实例及应对
——新型冠状病毒肺炎为例

王长虹 丛书主编

王长虹 高昶
张瑞岭 宋景贵 主编

中华医学会科学普及部
中华医学会行为医学分会
中华医学会精神医学分会
中国医师协会精神科医师分会
组织编写

中华医学电子音像出版社
CHINESE MEDICAL MULTIMEDIA PRESS
北 京

图书在版编目（CIP）数据

突发应急事件心理援助热线服务实例及应对：新型冠状病毒肺炎为例 / 王长虹，张瑞岭，宋景贵主编. —北京：中华医学电子音像出版社，2021.1
（突发应急事件公众心理应对指南系列丛书 / 王长虹，高昶主编）
ISBN 978-7-83005-318-5

Ⅰ. ①突… Ⅱ. ①王…②张…③宋… Ⅲ. ①日冕形病毒 - 病毒病 - 肺炎 - 心理疏导 Ⅳ. ① R395.6

中国版本图书馆 CIP 数据核字（2021）第 026618 号

突发应急事件心理援助热线服务实例及应对——新型冠状病毒肺炎为例
TUFA YINGJI SHIJIAN XINLI YUANZHU REXIAN FUWU SHILI JI YINGDUI ——XINXING GUANZHUANG BINGDU FEIYAN WEILI

主　　编：王长虹　张瑞岭　宋景贵
策划编辑：裴　燕
责任编辑：孙葵葵
插图绘制：新乡学院美术学院
责任印刷：李振坤
出版发行：中华医学电子音像出版社
通信地址：北京市西城区东河沿街 69 号中华医学会 610 室
邮　　编：100052
E - mail：cma-cmc@cma.org.cn
购书热线：010-51322677
经　　销：新华书店
印　　制：北京云浩印刷有限责任公司
开　　本：889 mm×1194 mm　1/32
印　　张：4.375
字　　数：80 千字
版　　次：2021 年 1 月第 1 版　 2021 年 1 月第 1 次印刷
定　　价：18.00 元

内容简介

　　本书为《突发应急事件公众心理应对指南系列丛书》之一，由中华医学会科学普及部、中华医学会行为医学分会、中华医学会精神医学分会、中国医师协会精神科医师分会组织相关专家结合新型冠状病毒肺炎心理危机干预指导原则编写而成，内容首先介绍突发应急事件的概况、新型冠状病毒肺炎疫情基本情况及防控知识、心理援助热线工作者的职责，随后重点讲述了面对疫情不同群体的心理问题及评估方法，介绍公众心理状态在线调查结果及分析，以案例解析形式呈现心理援助热线服务特点，最后介绍疫情暴发期间常见心理问题的应对策略及技术。本书旨在指导心理援助热线服务者了解疫情、认识疫情，掌握防控知识，学会快速评估，掌握评估后的干预技术，适合心理援助热线服务者、心理工作者、临床相关工作人员及大众阅读。

《突发应急事件公众心理应对指南系列丛书》
编写委员会

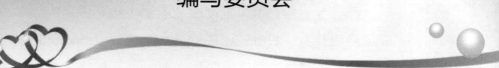

组织编写

中华医学会科学普及部

中华医学会行为医学分会

中华医学会精神医学分会

中国医师协会精神科医师分会

指导委员会

主任委员 陆 林

副主任委员 姜永茂 唐 芹 李凌江 王高华

郝 伟 徐一峰 李 涛 季建林

白 波

委 员 陆 林 姜永茂 唐 芹 李凌江

王高华 郝 伟 徐一峰 李 涛

季建林 白 波 魏 镜 杨艳杰

于 欣 方贻儒 时 杰 唐向东

贾福军 况 利 杜亚松 杨甫德

李春波 岳伟华 苏林雁 刘铁桥

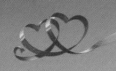

《突发应急事件心理援助热线服务实例及应对——新型冠状病毒肺炎为例》编写委员会

主　　审　　任文杰　季建林

主　　编　　王长虹　张瑞岭　宋景贵

副 主 编　　张建宏　王　丹　王　超
　　　　　　张　磊　李　晏　高　昶

编　　委（以姓氏笔画为序）
　　　　　　王　丹　河南省心理咨询中心
　　　　　　王　超　新乡医学院第二附属医院
　　　　　　王　赟　河南省心理咨询中心
　　　　　　王长虹　新乡医学院第二附属医院
　　　　　　申丽娟　新乡医学院第二附属医院
　　　　　　史利静　新乡医学院第二附属医院
　　　　　　李　晏　郑州大学
　　　　　　李云云　河南省心理咨询中心
　　　　　　宋景贵　河南省精神卫生中心
　　　　　　张　磊　河南省心理咨询中心
　　　　　　张建宏　河南省精神卫生中心

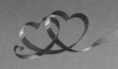

张瑞岭　河南省心理咨询中心

张溢涵　河南省心理咨询中心

高　昶　济宁医学院

学术秘书　张　磊　张溢涵　史利静

主编简介

王长虹，博士。新乡医学院第二附属
医院院长、主任医师、教授，享受国务院
政府特殊津贴专家。中国中医药研究促进
会精神卫生分会副会长，中华医学会行为
医学分会常委，中华医学会行为医学分会
认知应对治疗（CCT）学组组长，海峡两

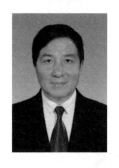

岸医药卫生交流协会睡眠医学专委会常委，中华医学会精
神医学分会（CSP）抑郁障碍研究协作组委员，中国医师协
会精神科医师分会（CPA）认知行为治疗（CBT）工作组委
员，中国心理卫生协会心理治疗与咨询专业委员会委员，中
国医师协会精神科医师分会优秀精神卫生防控专家，河南省
心理卫生协会理事长。擅长青少年心理行为障碍、焦虑症、
强迫症、抑郁症等各类精神心理疾患的心理治疗。承担国家
级、省市级科研课题 10 余项。先后在国内外杂志发表学术
论文 125 篇，SCI 收录 16 篇。担任 *Psychoneuroendocrinology*，
Neuropeptides，*Brain Behavior and Immunity* 审稿专家。

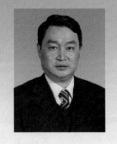

张瑞岭，博士。新乡医学院第二附属医院主任医师、教授、博士研究生导师，享受国务院政府特殊津贴专家。中华预防医学会精神卫生分会常委与心理健康促进学组组长，中国医师协会精神科医师分会常委与继续医学教育学组组长，中国药物滥用防治协会常务理事，中华医学会精神医学分会委员。目前担任河南省心理咨询中心主任，河南省精神心理疾病临床医学研究中心主任，河南省精神医学中心负责人。主持国家自然科学基金3项，国家重点研发计划子课题1项，获得河南省科技进步二等奖2项。任《中华精神科杂志》及《中华行为医学与脑科学杂志》编委。

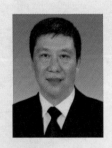

宋景贵，博士。新乡医学院第二附属医院党委书记、主任医师、教授、博士研究生导师。中国神经修复学会认知障碍分会主任委员，国际神经修复学会中国分会副主任委员，河南省盆底功能障碍与精神心理健康国际联合实验室主任，河南省医师协会精神科医师分会会长，河南省心理卫生协会名誉理事长，河南省生物精神病学重点实验室脑器质性精神障碍研究方向带头人。从事神经病学临床、教学、科研工作30余年，在省内率先开展了脑血管病所致精神障碍诊治、神经康复、脑卒中单

元治疗等临床工作，擅长脑血管病、癫痫、头痛、卒中后抑郁等疾病的诊断及治疗。先后在国内外学术期刊发表论文 120 多篇，主编著作 9 部，主持国家自然科学基金面上项目 1 项，获厅局级及以上科研成果奖 10 项。担任《临床心身疾病杂志》常务副主编，*Journal of Neurorestoratology* 杂志编委。

序

　　突发应急事件是指突然发生，造成或可能造成严重社会危害，需要采取应急处置措施予以应对的自然灾害、事故灾难、公共卫生事件和社会安全事件。突发应急事件作为严重的外部应激源，当超出个体的应对能力时，会导致个体发生明显的生理反应和心理反应，即应激反应，可表现为一系列情绪、认知、行为和生理上的变化。2019 年底，新型冠状病毒肺炎疫情突如其来，是中华人民共和国成立以来传播速度最快、感染范围最广、防控难度最大的一次重大突发公共卫生事件，给人们的生命安全和身体健康带来了重大危害。这场疫情打乱了人们原有的生活节奏，给全国乃至全球人群带来了深远的精神心理影响。一项对全国 5 万余名居民进行的线上调查结果显示，新型冠状病毒肺炎疫情期间超过 1/3 的居民出现焦虑、抑郁、失眠或急性应激症状，且新型冠状病毒肺炎患者及其家人、一线工作者、隔离人群等更容易出

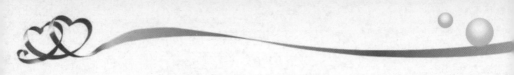

现精神心理问题。世界卫生组织（WHO）总干事谭德塞指出，新型冠状病毒肺炎疫情对人们的心理健康产生深远影响，心理工作者应充分关注突发应急事件期间人们可能出现的心理卫生问题，及时发现并有效应对。

为提升人们在突发应急事件期间对心理健康的重视，且提高对精神心理问题的积极应对能力，加强对心理健康知识的了解，在中华医学会科学普及部、中华医学会行为医学分会、中华医学会精神医学分会及中国医师协会精神科医师分会的组织下，河南省精神卫生中心（新乡医学院第二附属医院）联合国内 20 多家高等院校和科研院所的医学专家，紧扣突发应急事件中加强心理干预和疏导的需求，撰写了《突发应急事件公众心理应对指南系列丛书》，结合新型冠状病毒肺炎疫情期间不同特征人群出现的心理反应和问题，分别对突发应急事件下成人、老年人、儿童青少年、大学生及特殊群体等不同人群的常见心理问题给予深入浅出的科学解释及应对策略指导，具有较强的针对性和实用性。同时，配套出版了视频、音频等系列出版物，包括突发应急事件不同人群的心理干预、常见心理障碍的识别与干预、常见心理问题的应对、常见心理减压技术等，旨在通过图书、视频、音频等不同形式，对突发应急事件下公众的心理问题识别及应对措施进行科学普及。感谢本系列丛书编审委员会各位专家及参与编写的医务人员在策划、选题、编审等工作中所做的贡献。

本系列丛书内容科学准确，语言通俗易懂，不仅可以作为公众心理卫生知识的科普读物，提高公众对突发应急事件的应对能力，也可以作为精神卫生工作者、心理健康工作者、心理援助热线工作者、临床医生及相关工作人员、社会工作者、社区防控人员等日常工作的工具书。

新型冠状病毒肺炎疫情作为近年发生的最严重的突发应急事件，是中华民族在伟大复兴征程中面临的一次前所未有的考验，伟大的祖国，英雄的人民，书写了人类历史上可歌可泣的抗疫篇章。灾难并不只能带来悲伤与痛苦，也能带来重塑与光明！疫情面前，没有局外人！希望我们通过这场战"疫"学会珍惜、自省、敬畏、感恩、担当、自律、静心、乐观，从这场战"疫"中汲取力量，在危机中成长，从磨难中奋起！

灾难磨砺精神，梦想凝聚力量！

中国科学院院士

北京大学第六医院院长

2020 年 12 月

前　言

　　医者经验告诉我们，在疫情防控的同时，针对疫情笼罩下的各类人群的心理援助及心理干预至关重要。因为心理健康有助于增强身体免疫力，有助于提高生活适应能力，有助于维护社会安全稳定。

　　"苟利国家生死矣，岂因祸福避趋之"。面对严峻的疫情防控形势，编者团队主动承担社会责任。在国家印发《新型冠状病毒感染的肺炎疫情紧急心理危机干预指导原则》之初，即着手编写了《新型冠状病毒感染的肺炎疫情相关心理应对手册》。随后根据疫情变化，按照国家卫生健康委员会《新型冠状病毒感染的肺炎疫情紧急心理危机干预指导原则》要求，中华医学会科学普及部、中华医学会行为医学分会、中华医学会精神医学分会、中国医师协会精神科医师分会根据疫情防控实际需求，组织心理卫生领域的专家编写了《突发应急事件心理援助热线服务实例及应对——新型冠状病毒肺炎为例》。

　　本书围绕疫情防控知识，从新型冠状病毒肺炎疫情认

识、面对疫情不同群体的心理问题及评估、面对疫情公众心理状态在线调查、心理援助热线服务案例及分析、不同群体常见心理问题应对策略及技术五个方面展开论述，具有较强的指导性和实用性，可供各地心理援助热线服务人员借鉴。

王长虹

2020 年 12 月

目 录

第一部分

概　述

一、突发应急事件介绍

近年来，突发事件层出不穷，面对突如其来的灾难性事件，我们每个人的内心都会充满紧张和恐惧，容易出现个体和群体的心理行为应激反应。突发事件是指突然发生，造成或者可能造成严重社会危害，需要采取应急处置措施予以应对的重大事件，包括自然灾害、事故灾难、公共卫生事件和社会安全事件。突发事件一般具有突发性、不确定性、破坏性、衍生性、扩散性、社会性等特征。

突发公共卫生事件是传播速度最快，涉及范围最广的一类突发应急事件，是指突然发生，造成或者可能造成社会公众健康严重损害的重大传染病疫情、群体性不明原因疾病、重大食物和职业中毒以及其他严重影响公众健康的事件。根据突发公共卫生事件的性质、危害程度、涉及范围，可将突发公共事件划分为一般（Ⅳ级）、较大（Ⅲ级）、

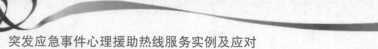

重大（Ⅱ级）和特别重大（Ⅰ级）四级。

心理危机指当个体面临突发应急事件，不能回避也无法用以往习惯解决问题的方法来应对困境时，原有内在的心理平衡被打破，陷于痛苦、不安状态，常伴有绝望、麻木、焦虑情绪，以及自主神经系统症状和暂时的思维与行为的紊乱。

心理危机干预是为处于危机状态下的个体或团体提供有效帮助和心理支持的一种技术，通过调动他们自身的内外部资源帮助其缓解直至消除症状，使其心理功能恢复到甚至高于危机前水平，并获得新的应对技能的一种心理平衡状态。缺乏心理援助的救灾是不完整的救灾，如果缺少社会心理援助，可能会导致某些个体出现严重急性应激反应或创伤后应激障碍。因此，在重大灾难事件发生后，及时、恰当地开展心理援助可以帮助人们缓解痛苦、调节情绪、调整社会关系、获得安全感、重燃生活希望，是灾后重建不可或缺的一部分。

一般来讲，突发公共卫生事件具有以下特点：①不可预测性。突发公共卫生事件是社会和环境等综合因素导致的，发生时间、影响范围、危害程度和持续时间均难以预测。②紧急性。突发公共卫生事件是刻不容缓、亟待解决的问题，多一分拖延就多一分危险。如果不及时解决，人们就无法正常生活。③公共性。疾病会传播给他人，相关信息也会通过现代媒介迅速公开传播，引起全社会的关注甚至恐慌。④危害性。不同程度地危害了人们的身心健康，

扰乱了社会的正常秩序，威胁了国家安全。⑤联动性。涉及卫生、工信、交通、教育等多个部门和行业领域，需要共同携手应对。⑥政治性。应站在政治和全局高度审视和处理事件。处理得不好不仅会使事态蔓延，而且还会影响政府的公众形象。

由于新型冠状病毒传染性较强，新型冠状病毒肺炎疫情暴发后迅速蔓延，已发展为席卷全球的突发公共卫生事件，导致很多确诊患者、密切接触者、居家观察者等出现严重焦虑和恐惧情绪。新型冠状病毒肺炎疫情不仅对人们的生命安全造成极大威胁，给人们的心理健康也带来了强烈持久的不良影响。在应对突发事件的过程中，为不同人群提供心理援助和干预是非常重要且必要的。由于新型冠状病毒具有较强传染性，心理援助热线具有远程、方便、易得、私密等特点，成为此次疫情心理危机干预的主要方式。心理援助热线是新型冠状病毒感染疫情之下提供心理援助快捷、可行的方法，能为处于疫情之下的不同层面的大众提供情绪疏导、情感支持、危机干预，帮助来电者有效预防和减轻疫情带来的恐慌与心理压力，科学面对疫情，获得安全感，保持稳定心态，维护心身健康。

二、新型冠状病毒肺炎疫情概况

2019 年 12 月，武汉短期内出现了以发热、乏力、咳嗽、呼吸不畅为主要症状的病毒性肺炎病例 27 例，均诊断为不明原因病毒性肺炎。各级政府、卫生健康相关部门高度重视，疾病控制机构、医疗单位和科研院所立即开展调研，迅速确定这类病例的病原为新型冠状病毒。2020 年 1 月 20 日，世界卫生组织正式将引起武汉肺炎疫情的新型冠状病毒命名为"2019 新型冠状病毒（2019-nCoV）"，由该病原感染所致的肺炎称为"新型冠状病毒肺炎"。1 月 20 日，国家卫生健康委员会（简称"国家卫健委"）发布 2020 年第 1 号公告，将新型冠状病毒感染的肺炎纳入乙类传染病，按照甲类管理。1 月 25 日，中共中央政治局常务委员会召开会议决定，党中央成立应对疫情工作领导小组，同日全国 30 个省、自治区、直辖市启动重大突发公共卫生事件一级应急响应。1 月 26 日，世界卫生组织在新型冠状病毒报告中指出，新型冠状病毒疫情对全球风险为高风险。世界卫生组织总干事谭德塞于 2 月 11 日宣布，将新型冠状病毒感染的肺炎命名为"2019 冠状病毒病（coronavirus disease 2019，COVID-19）"，与此同时，国际病毒分类委员会声明，将新型冠状病毒命名为"严重急性呼吸综合征冠状病毒 2（severe acute respiratory syndrome coronavirus 2，SARS-CoV-2）"。

新型冠状病毒肺炎（简称"新冠肺炎"）疫情暴发，让所有人猝不及防。从心理学上讲，这种不确定性容易导致人们的无望和无助感，每个人都难免恐慌，好像病毒无处

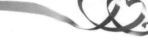

不在，容易被焦虑和恐惧的情绪所笼罩，感觉灾难随时会降临，生命随时可能遭受危险，同时愤怒、指责也会随之而来。这种常人都会有的焦虑和恐惧情绪还会因为人们对隔离、封城的误解而加剧，人们的焦虑和恐惧情绪被推到极点，甚至走向崩溃。面对危及生命的突发事件时，我们都可能会出现一些与平常不一样的应激心理行为反应，甚至对心理健康产生较为负面的后果。因此，个体对突发事件的应对至关重要，处理这些突发事件引起的应激反应，是一项具有挑战性的工作。

三、了解新型冠状病毒感染及防控知识

中国疾病预防控制中心流行病学首席科学家曾光指出，在疫情早期，只要公共卫生措施到位，完全可以逆转。国家卫生健康委员会高级别专家组组长、国家呼吸系统疾病临床研究中心主任钟南山院士指出，从公共卫生学角度来讲，早发现、早诊断、早隔离、早治疗是最有效的、最原始的防控办法。

（一）新型冠状病毒的生物学特性

新型冠状病毒属于 β 属的新型冠状病毒，有包膜，颗粒呈圆形或椭圆形，常为多形性，直径 60～140 nm。其基因特征与严重急性呼吸综合征相关冠状病毒（SARSr-

CoV）和中东呼吸综合征相关冠状病毒（MERSr-CoV）有明显区别。目前研究显示与蝙蝠SARS样冠状病毒（bat-SL-CoVZC45）同源性达85%以上。体外分离培养时，2019-nCoV 96个小时左右即可在人呼吸道上皮细胞内发现，而在Vero E6和Huh-7细胞系中分离培养约需6天。

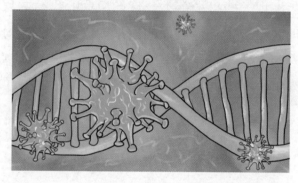

（插图　贾　宇）

（二）新型冠状病毒的流行病学特点

新型冠状病毒在人与人之间通过飞沫、接触传播，在相对封闭的环境中长时间暴露于高浓度气溶胶情况下，存在经气溶胶传播的可能。传播通常发生在家庭、工作场所、人群密集区等。人类对新型冠状病毒普遍易感，感染后是否发病与机体的免疫功能、接触病毒的机会和接触量都有一定的关系。目前数据显示免疫功能较差的人群，如老年人或者有基础性疾病的个体，病情进展相对快，严重程度高。儿童因接触机会少，感染概率相对低。

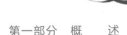

（三）新型冠状病毒感染的临床表现

病毒感染的潜伏期最短为 1 天，最长为 14 天，一般为 3～7 天，潜伏期具有传染性。人感染新型冠状病毒后症状的严重程度取决于病毒的类型以及人体的免疫水平，常见临床表现有发热、乏力以及干咳、呼吸困难等呼吸道症状，严重者叫出现急性呼吸综合征、感染性休克、难以纠正的代谢性酸中毒和凝血功能障碍等。重症、危重症患者病程中可为中低热，甚至无明显发热。部分患者起病症状轻微，可无发热，多在 1 周后恢复。多数患者预后良好，少数患者病情危重，甚至死亡。

（四）针对新型冠状病毒的防控措施

目前预防与隔离是最有效的方法。尽量减少与感染患者或潜在的感染人群接触的机会。首先要避免前往人群密集场所，在公共场所要采取佩戴口罩等个人防护措施；其次要注意手卫生和咳嗽礼仪，勤洗手，多饮水，避免疲劳，保证睡眠，积极心理应对，注意心态平衡，家庭和工作环境保持多通风。如果出现发热、咳嗽症状，要及时就医，做到早发现、早报告、早隔离、早治疗。对冠状病毒理化特性的认识多来自对 SARSr-CoV 和 MERSr-CoV 的研究。冠状病毒对紫外线和热敏感，56℃ 30 分钟，乙醚、75% 乙醇、含氯消毒剂、过氧乙酸和氯仿等脂溶剂均可有效灭

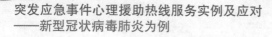

活病毒，氯己定不能有效灭活病毒。严格实施上述防控措施，可有效阻止疫情的蔓延。

四、心理援助热线工作者的职责

新型冠状病毒肺炎疫情暴发后，人们陷入恐慌和焦虑的情绪中，心理援助热线电话来电量急剧增多。面对疫情给大众带来的心理影响，热线工作者团结一心为大众提供心理援助服务，重建心理支持。

心理热线援助服务系统根据实际情况设立热线管理组、咨询工作组和专家督导组，各团队相互配合以保证热线服务高质和高效。热线管理人员 1～2 人，主要负责热线运行管理和运行保障等。咨询工作组由热线咨询员组成，主要负责接听求助者来电，提供心理疏导、心理支持、健康宣教、心理危机干预、必要时转介等服务。专家督导组由年资高，有丰富理论和实际工作经验，有教学意愿、热情和能力并对热线工作比较熟悉的精神医学、心理学等相关专业人员组成，负责热线咨询员专业督导工作。各组人员具体职责如下。

（一）管理人员工作职责

1. 负责热线日常管理（排班、考勤、审核、评估、监管工作），采取自评、他评、定期抽查相结合的方式，对热线服务质量进行评估，旨在提高咨询员服务质量。

2. 完善热线相关制度以及接线质量控制奖惩规定。

3. 及时汇总以及上报热线月、季、年报表，组织岗前培训、在岗继续教育、案例讨论及一对一督导。

4. 依据热线咨询员质量评估标准，每月及时完成咨询员的接线质量评估，发现特殊来电及时上报中心主任。

5. 每周保证一定的上线咨询时间，主动提升自己热线咨询和督导的技能。

6. 组织宣传热线，管理热线微信公众平台。

（二）咨询员工作职责

1. 遵守热线的各项规章制度和工作安排，定期接受热线咨询员质量评估。

2. 按热线原则接听和处理每一个来电，并对提供的服务内容负责。

3. 向求助者提供准确、有效的疫情防控相关信息，必要时提供转介帮助，为求助者推荐其他适当的资源或服务。

4. 工作时间不做与工作无关的事情，严禁长时间接听或拨打私人电话。

5. 按要求正确操作热线系统及热线其他设备，出现故障及时上报。

6. 提供服务的过程中，按热线接线流程接电，并收集求助者相关信息。要求每日正确、完整填写电子版和纸质

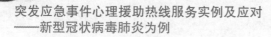

版咨询记录单，及时查看并修改当日记录单中错误。

7．有良好的团队协助意识。维护好热线服务室的环境、仪器设备，保管热线相关资料。

8．热线系统只为接听热线所有，禁止在热线系统电脑上进行其他操作，以免影响热线服务系统的正常运转。

9．主动提高个人专业技能，定期参加中心的岗位培训、督导、案例讨论，积极接受督导的反馈，并制定改进措施。

10．严格遵守心理健康服务伦理要求。

（三）督导员工作职责

1．密切关注热线运行情况，及时提出切实可行的意见、建议，保证热线的健康发展。

2．对热线相关工作进行指导；对热线咨询员的专业知识、咨询技能等进行专业培训，指导热线咨询员应对高危来电、特殊来电、高危事件，提高热线咨询员的业务能力。

3．为维护热线咨询员的身心健康，保证热线的服务质量，督导员应定期为热线咨询员提供个体或团体督导，解答热线咨询员的疑难问题，帮助热线咨询员自我成长。

4．配合热线管理人员对热线咨询员进行招募、选拔、考核等，同热线管理人员一起制定热线服务质量评估标准，定期对上线热线咨询员的工作状态和业务能力进行评估，向热线咨询员反馈接线中存在的问题。

小结 随着对新型冠状病毒研究的不断深入，已经对病毒属性及传播方式有了一定的认识，通过正确的防护措施能够有效预防病毒感染，疫情是可控可防的。然而，疫情带来的不仅仅是生活上的变化，还有心理上的变化，对突发疫情的恐慌、对未来不确定的悲观、对被感染的绝望等都成为我们面临的困难，及时开展心理热线服务，对维护公众心身健康非常重要。

（王　赟　宋景贵　高　昶　王长虹）

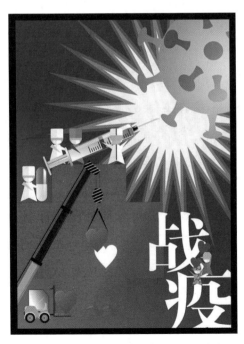

（插图　刘　华）

第二部分

不同群体的心理问题及评估

公共卫生事件发生后，往往会引起社会广泛关注，需要及时针对各级各类群体开展分级、分类心理危机干预。由于不同群体的干预重点不同，将受疫情影响人群分为4个等级，需要有针对性地评估心理需求和进行心理干预。以新型冠状病毒肺炎疫情为例，这次发现的新型冠状病毒肺炎疫情具有暴发势头猛、传播速度快、感染范围广、防控难度大等特点，短时间内迅速蔓延至全球，严重威胁人类健康，成为又一次全世界范围的重大突发公共卫生事件。

突如其来的新型冠状病毒肺炎疫情让各行各业都面临着挑战，不同人群也在危机中产生一系列的应激反应，包括情绪反应、躯体反应、行为反应和认知反应。适度的应激反应有助于应对病毒的挑战，但是过度的、不适当的应激反应则会损害免疫系统，降低防御能力。因此，针对不同人群出现或可能出现的不同心理问题，如何预防和应对

便显得尤为重要。为了预防不良心理问题的出现，我们应当正确认识自己的心理反应，以积极的心态对待疫情信息，主动和相关人士沟通，维持稳定、健康的生活方式。根据所处环境和工作性质的不同，我们把人群分成以下 6 类：普通民众、密切接触者、疑似感染人群、确诊感染人群、医务人员和公务人员。我们将在这一部分分别阐述六类人群面对疫情容易发生的情绪、躯体、行为、认知等应激反应，以及心理援助热线服务者可以快速给予来电者进行评估的自评量表。

一、不同群体的心理问题

（一）普通民众

面对危及生命的疫情事件时，人们都可能出现恐惧、害怕、担心、焦虑等心理行为反应，这些表现是普通民众的正常反应。

1. 情绪

情绪体验会更加敏感，心理暗示性升高，情绪容易受各种传闻影响，不同程度地对"疫情"过度紧张、焦虑、恐惧、害怕，担心疫情无法控制。大部分民众已经认识到疫情的严重性，由于无法分辨谁是携带者，会担心病毒无处不在，怀疑自己防护不严，担心自己会被感染，感到难以保障自身和家人的健康，安全感缺失。浏览社交媒体上的各种信息时，我们可能会产生对传染来源、对政府管理者、对干预措施、对疫区人员、对吃"野味"者的抱怨、愤怒。在居家隔离、不出门的过程中可能出现情绪低落，甚至悲伤、绝望，对未来迷茫、慌乱，对疾病得不到控制感到愤怒、无助、绝望，对一切似乎失去了兴趣，难以感到愉悦；也可能变得情绪不稳定，容易烦躁，易激惹，对待家人、外人没有耐心。

有些民众抱有"做了很多预防措施就不可能感染"的错误想法，产生盲目的乐观情绪，更有甚者，认为事不关己，不做防护。

2. 躯体

容易出现食欲减退、恶心，对身体过于敏感，胸痛、气短，腹部不适、腹泻，尿频，出汗，肌肉紧张及发抖，浑身乏力，头痛，胸闷、心悸等；警觉性增高，睡眠差，表现为入睡困难、睡眠表浅、早醒、多梦且多噩梦；有些个体出现血压升高、体温升高、心率加快、月经紊乱等情况。

3. 行为

大量浏览信息，反复查看疫情相关的进展信息；疑病，反复比对报道的症状与自己身体出现的情况是否一致，反

复测量体温，求证是否患病；回避一些信息、场景等；担心手被污染，过度洗手；对污名化敏感，有逃离疫区的冲动和行为；做事变得冲动、莽撞，与人相处容易发脾气，甚至出现攻击性言语和行为。相互支持或其他社交活动明显减少，生活懒散，发呆，懒言少语；手足无措，或者坐立不安等；严重者甚至出现惊恐万状、哭泣喊叫等情绪失控情况。

有的人会通过重复行为获得安全感，比如大量进食、咬指甲、抠手等；有的人不断囤积食物、水、口罩和其他防护用品等；有的人会长时间打游戏、饮酒、吸烟等，甚至出现违反社会规则的行为；抢购、滥用"预防性药物"，以致产生不良反应。做父母的对孩子过度担心、保护等。

4. 认知

注意力不集中，记忆力下降，想问题容易片面，总感觉自己会是比较不幸的一员。对身体各种感觉、变化特别关注，对别人、对自己是否戴口罩、是否咳嗽等行为过分在意，很多人口罩漏了一条小缝或是偶有咳嗽，就开始怀疑自己感染了新冠肺炎；出现身体各种不舒服就容易与新冠肺炎联系起来，怀疑自己是否生病；人们还可能会出现"看谁都是携带者""不敢出门，更不敢去医院""感到生活充满了不确定性"等想法；觉得生活中充满各种各样的危险并随时可能发生，生命如此脆弱，难以相信他人等。还有部分人过分关注疫情的进展，反复查看相关信息，也加重了紧张、恐慌的情绪。

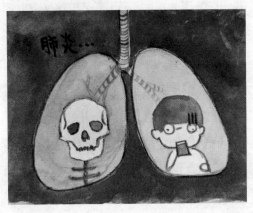

（插图　贾　宇）

（二）密切接触者

新冠肺炎传染病暴发以来，疫情的发展势必给民众带来紧张情绪。对于与患者有过密切接触的人群，如与患者共同居住、学习、工作或其他有密切接触者，或诊疗、护理、探视患者时未采取有效防护措施的医务人员、家属或其他与患者有类似近距离接触者，同病室的其他患者及陪护人员，与患者乘坐同一交通工具并有近距离接触者，其焦虑、恐慌、易怒等情绪可能更加严重。在疫情、疾病、工作、生活、社会环境、人际关系以及个性基础等因素综合作用下，少数密切接触者可能产生较为突出的心理或精神问题。

1. 情绪

个体在得知自己密切接触过确诊患者后，第一反应是担心自己可能也会染病，最突出的表现是恐惧、焦虑、紧张，不知所措，整日坐卧不安，反复回忆与确诊者接触的各个环节；内疚、懊恼，责怪自己疏忽，或责怪患者或其他人。过分关注躯体情况的变化，捕风捉影，对躯体出现的不适或各种变化感到惊慌失措。有的人可能表现为烦躁、易激惹，冲动易怒。也可能出现情绪低落，失去兴趣爱好。部分人会担心传染给自己的孩子，责怪自己没保护好家人；或害怕被别人知道后会受到排挤等，甚至出现消极自杀的念头或行为。他们中大多数人在最初的担心、焦虑甚至恐惧、绝望过后，能够平稳度过观察期，绝大多数人的情绪困扰会自动消失，极少数人会持续存在焦虑、抑郁等症状。

2. 躯体

个体在紧张情绪的影响下，可能继发性地出现心悸、气短、头晕、乏力等躯体症状，严重时可以表现为濒死感。警觉性增高，出现睡眠障碍，变得易惊醒，容易做噩梦。

3. 行为

个体在得知自己密切接触过已确诊患者后，了解疾病相

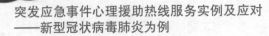

关信息的愿望会变得十分强烈，查找各种资料，向亲朋好友打听等，可能四处就医，反复去医院检查，有的人求助于所谓的"秘方""偏方"或迷信巫术等。在焦虑情绪支配下，可能出现过度清洁、消毒，过度保护家人。在抑郁情绪支配下，可能出现言语活动减少、不愿与人沟通、生活懒散等表现。有的人可能因愤怒情绪抱怨、迁怒他人，不愿配合隔离观察，不配合医护人员的安排，与他人关系紧张，因小事出现冲动等过激行为。少数人可能采用大量饮酒、吸烟、滥用药物等来缓解情绪。个别人可能认为自己身体好、有抵抗力，不可能被感染，即使感染了也会扛过去，因而不遵守隔离制度和管理规定，到处乱窜而不注意自我防护。

4. 认知

有的个体注意范围狭窄，更容易关注跟疾病相关的内容，相信各种防病治病的"偏方"甚至迷信说法，注意力及记忆力下降；敏感多疑，疑病，认为自己已经患上某种疾病（包括新冠肺炎），虽多次排除诊断仍不相信，反复到处求治。反复想不恰当的问题和事情，过度关注不好的信息或消极后果，不再关心周围环境中的其他事情。随着自身担心疾病警报的解除，大部分人会逐步恢复到正常的认知状态。

（三）疑似感染人群

疑似感染人群是指出现与新冠肺炎非常相似的临床表

现，但尚未进行实验室检查确诊的人群。疑似感染人群在承受身体痛苦的同时，也面临着很多对未知的恐惧。

1. 情绪

对疾病、对死亡的恐惧，有强烈的不确定感，不确定自己是否已被感染；过分焦虑、紧张、担心，渴望马上得到治疗；对自己的行为感到后悔、自责；对疾病过度担心和绝望而引发抑郁或者情绪不稳定，易激惹。面对健康的威胁和生命的不确定，看到社交媒体上各种带有情绪的负面消息，会产生巨大的恐惧感和无力感，甚至对他人或社会感到愤怒。

2. 躯体

焦虑、恐惧的情绪可能促使原有症状加重，在原有症状的基础上可能出现更多的症状，如恶心、呕吐、心悸、胸闷、气短、失眠、尿频、便秘等。

3. 行为

由于无法接受自己的健康状况摇摆于正常与危险之间，急切地寻找确定的答案，出现强迫性的搜索行为，淹没在疫情相关的信息海洋中，不断拿起手机，反复刷朋友圈，看各种新闻报道；寻找看似确定的信息，又不断怀疑信息的正确性，导致越发焦虑；对身体过分关注，反复要求医学检查，或逃避医生的检查和救治，不愿遵从医嘱；服用大量药物；对家人或其他人要求苛刻；过分依赖家人、医生；出现冲动行为，表现为谩骂、侮辱他人，违反规则等。

4. 认知

思维偏执和绝对化、灾难化，难以听从别人的意见，变得敏感、好猜疑、犹豫不决；注意力下降，控制不住反复回忆过去的一些行为，反复出现一些想法，如"我被传染上新型冠状病毒肺炎了，我会不会死？""我的家人怎么办？""他们也被我传染了，我自作孽不可活"等。对疾病进行否认；对生病、对社会、对生命觉得不公平。

（四）确诊感染人群

由正常的健康人变成了新冠肺炎确诊患者，除了原有的生活、工作节奏被打破，需要忍受躯体痛苦外，还可能会出现一系列的心理应激反应。

1. 情绪

得知病情时震惊和恐惧，不知所措，甚至麻木，表情茫然；有的人对于疾病降临到自己身上感到愤怒，不停地抱怨，之后对病情加重害怕，对治疗结果担心，对死亡恐惧，对亲人挂念，明显焦虑不安；对自己的行为感觉到后悔、自责，有的人情绪低落，消极悲伤，隔离的治疗环境、病痛的折磨使他们感到孤独、无助、无望，对治疗缺乏信

心，对生命感到绝望，也可能表现为淡漠；也有些人病情稍有缓解便盲目乐观，病情稍有恶化又难以承受。

2. 躯体

伴有食欲减退、性欲下降等身体不适感；出现更多的症状，如阵发性心悸、胸闷，甚至出现濒死感；整夜失眠；出现惊跳反应；更加虚弱；饮食量进一步减少或者明显增加等。

3. 行为

对家人或医护人员更加依赖，把恢复健康的希望托付给了医务人员，变得沉默寡言，甚至开始与家人告别等。也可能出现各种猜疑，变得不信任医护人员，不配合治疗。他们觉得自己被命运捉弄，"为什么偏偏是我？"，为一丁点小事就要吵架，会把怒气无端地发泄到医护人员和家人身上，他们不但不配合治疗，甚至还会出现冲动毁物的行为。

4. 认知

有些人对诊断极力否认，认为医生弄错了；觉得命运不公平；记忆力下降，反应迟钝，注意力难以集中；他们会变得敏感、多疑，听到医务人员低声谈话，便怀疑自己病情加重，医生在隐瞒病情，沉浸在恐惧中，甚至感到治愈无望而要求放弃治疗。

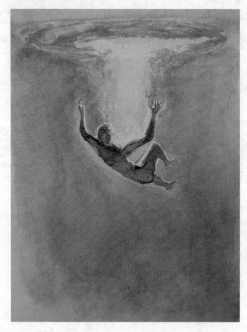

（插图　贾　宇）

（五）医务人员

　　由于环境的特殊性，一线的救援人员不仅要承担繁重的救援任务，心理上也要承受巨大的压力。一线医务人员每天要面对新冠肺炎患者及疑似患者，面临着被病毒感染的风险，其身体健康及生命直接受到威胁；疫情的突然暴发，导致医疗机构负担增加，医务人员短缺，工作环境发生巨大变化；由于处于应急救援状态，工作时间明显延长，休息不足；救援物资缺乏，以及多重防护带来的各种不便，也增加了医务人员的心理压力。

1. 情绪

一线医务人员容易出现恐惧、紧张、焦虑、烦躁、委屈等情绪；感觉精疲力竭，情绪压抑、低落，悲伤、沮丧，心情沉重，过分克制，甚至失望、绝望；情绪不稳定，可能出现对政府官员、媒体等的不满情绪；与他人交流不畅，缺乏自制力，缺乏耐心，有时会表现得过分敏感，因一点小事就急躁、发脾气，甚至出现冲动行为等；与他人关系紧张，对他人失去信任感；失去对公平、善良的信念，愤世嫉俗；缺乏安全感，担心自身被感染，家人特别是孩子不安全，害怕家人为自己担惊受怕等；情感淡漠，对自己经历的一切感到麻木与困惑；家人出现危机时，出现无法帮助和照料的内疚感、无力感；部分工作人员可能出现过度兴奋；有的医务人员面对患者的死亡，感到工作不顺，生气、愤怒，甚至产生严重的自责心理。

2. 躯体

由于持续高负荷工作，身心疲劳，休息与睡眠不足，容易产生躯体的不适感，如晕眩、头痛、口干、出汗、心悸、胸闷、气短、呼吸困难、胃痛、无食欲、恶心、呕吐、尿频、尿急，肌肉紧张，全身多部位肌肉疼痛，尤以颈肩、腰痛明显；容易疲劳，体能下降，睡眠紊乱，数小时难以入睡，容易惊醒，醒后难以再入睡，有时做噩梦，集中注

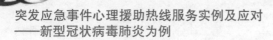

意和决策困难，直接影响救援工作。

3. 行为

由于疫情的不断变化和持续发展，工作强度和工作量不断增加，导致许多医务人员身心疲惫，因此可能会出现工作质量和效率下降，头脑里会反复出现各种担忧、回避的念头，会出现畏惧的行为；不愿说话，与人交往的主动性降低，食欲降低或暴饮暴食，容易抱怨；因过度紧张，部分医务人员可能出现警觉性增高，并可有惊跳反应；还可出现过度防护的行为，如反复洗手、一遍遍消毒等；也可出现增加吸烟量，通过饮酒缓解压力的行为。

4. 认知

长时间处于过度紧张、疲劳的工作状态导致职业耗竭感，出现注意力不集中、记忆力减退、反应迟钝、理解力和判断力下降；感到悲伤、忧郁，甚至绝望、无助、无力，自我评价低，缺乏自信，犹豫不决，决策困难，觉得自己帮不了别人，怀疑自己的职业选择和工作价值，出现挫败感；觉得自己本可以做得更好、做得更多，由此产生内疚感；思维总是沉浸于疫情之中而不能自拔。

（六）公务人员

公务人员承担着政府权力的表达与执行，是连接政府

和民众的重要纽带。目前疫情发展形势严峻，面对变化莫测的疫情发展形势、艰巨的工作任务，以及民众对他们不断提高的期望与要求，公务人员也面临着巨大的心理压力。

1. 情绪

可能陷入"情感耗竭"状态，焦虑不安，紧张、担心，面对突然发生的疫情，不自觉地紧张，担心应对不好；可能产生"去人格化"特征，情绪压抑和失落，以一种消极悲观的态度去对待自己身边的人和工作；心情浮躁，烦闷，坐立不安，整日提心吊胆，如惊弓之鸟。

2. 躯体

由于工作压力大，心身俱疲，可能出现躯体不适感，食欲下降，胸闷、心悸，容易疲乏，注意力难以集中，睡眠紊乱。

3. 行为

在高度紧张的情况下，过高的压力导致公务人员心情浮躁，难以集中精力、一丝不苟地完成工作，工作瞻前顾后，甚至想要逃避；整天心烦意乱，惴惴不安，总是胡思乱想，不由自主地想一些无意义的事情，甚至产生违背自己意愿的想法；也可能出现缺乏安全感，疑神疑鬼，对领导、同事甚

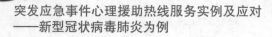

至家人和朋友都不信任，从而出现人际关系问题；部分公务人员也可能出现以自我为中心，自以为是，行为草率等。

4. 认知

长期情绪压抑，面对领导的批评、公众的质疑，可能产生"低成就感"心理，自卑，消极地评价自己，并伴有工作能力体验和成就体验下降，甚至对一切事物都感到厌倦，对外界事物都提不起兴趣，感受不到工作的乐趣，提不起工作积极性，体会不到在工作中自己的价值，否定自己。反复担心自己工作没做好，担心会被问责，导致工作效率下降。

二、心理状况评估

上述六类群体出现的心理问题在心理援助热线服务者干预之前，我们需要对个体进行心理评估，明确他们心理行为等问题的性质，进一步区分适应障碍、躯体症状、广泛性焦虑、惊恐发作等，从而有针对性地进行心理援助和干预。心理援助热线服务者可以根据来电者的情况，在有限的时间内快速选择合适的自评量表进行评估。以下介绍几种实用的自评量表。

（一）世界卫生组织心理健康自评问卷

心理健康自评问卷（self-reporting questionaire 20，SRQ-

20）是世界卫生组织（WHO）发布的简易快速筛查工具（表2-1），被译成十几种语言在全球多地区使用，该问卷被《灾难心理危机干预培训手册》收录，作为评估受灾群众心理健康状况的专业工具。问卷共20题，"是"计1分，"否"计0分，总分超过7分表明存在情感痛苦，建议寻求专业帮助。

表 2-1　世界卫生组织心理健康自评问卷（SRQ-20）

指导语：以下问题与某些痛苦和问题有关，在过去30天内可能困扰您。如果您觉得问题适合您的情况，并在过去30天内存在，请回答"是"。另一方面，如果问题不适合您的情况或在过去30天内不存在，请回答"否"。在回答问卷时请不要与任何人讨论，如您不能确定该如何回答问题，请尽量给出您认为最恰当的回答。

1	您是否经常头痛？	是	否
2	您是否食欲差？	是	否
3	您是否睡眠差？	是	否
4	您是否易受惊吓？	是	否
5	您是否手抖？	是	否
6	您是否感觉不安、紧张或担忧？	是	否
7	您是否消化不良？	是	否
8	您是否思维不清晰？	是	否
9	您是否感觉不快乐？	是	否
10	您是否比原来哭得多？	是	否
11	您是否发现很难从日常活动中得到乐趣？	是	否
12	您是否发现自己很难做决定？	是	否

（待　续）

（续　表）

13	日常工作是否令您感到痛苦？	是	否
14	您在生活中是否不能起到应起的作用？	是	否
15	您是否丧失了对事物的兴趣？	是	否
16	您是否感到自己是个无价值的人？	是	否
17	您头脑中是否出现过结束自己生命的想法？	是	否
18	您是否什么时候都感到累？	是	否
19	您是否感到胃部不适？	是	否
20	您是否容易疲劳？	是	否

（二）PHQ-9 评估表

患者健康问卷 -9（patient health questionnaire 9，PHQ-9）抑郁症筛查量表是临床上用于筛查抑郁症状的简单、高效的方法之一，共 9 个项目，分为 4 级评分（表 2-2）。总分：0～4 分为正常；5～7 分为有抑郁倾向；8～14 分为轻度抑郁；15～21 分为中度抑郁；22～27 分为重度抑郁。

注意：抑郁症状≠抑郁症！自评量表由于被测者心理暗示等原因可能会导致结果有一定误差，故评估结果仅供参考。

表 2-2　PHQ-9 抑郁症筛查量表

指导语：下面有 9 条文字，请仔细阅读每一条，把意思弄清楚。然后根据您最近两个星期的实际感觉，是否有以下情况以及影响的程度如何？在适当的方格里画√。每一条文字后有 4 个方格，分别表示：从没有、有几天、一半天数以上、几乎每天。

（待　续）

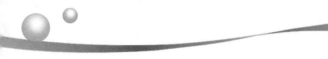

（续　表）

	从没有	有几天	一半天数以上	几乎每天
1. 对事情没有兴趣	0	1	2	3
2. 感到情绪低下，抑郁，没有希望	0	1	2	3
3. 无法入睡或睡眠时间过长	0	1	2	3
4. 感到疲倦或没有精力	0	1	2	3
5. 没有胃口或狂吃	0	1	2	3
6. 感到对自己内疚或感到自己是失败者或造成家人不成功	0	1	2	3
7. 做事时无法精力集中，如读报或看电视	0	1	2	3
8. 走动或说话相当慢或超出寻常的兴奋和走动	0	1	2	3
9. 想到"最好死了算了"或自我伤害	0	1	2	3

总分 _____

（三）GAD-7 评估表

7项广泛性焦虑障碍量表（generalized anxiety disorder，GAD-7）是临床上用于筛查焦虑症状的简单、高效的方法之一，共7个项目，分为4级评分（表2-3）。总分：0～4分为正常；5～6分为焦虑倾向；7～10分为轻度焦虑；11～17分为中度焦虑；18～21分为重度焦虑。

注意：焦虑症状≠焦虑症！自评量表由于被测者心理暗示等原因可能会导致结果有一定误差，故评估结果仅供参考。

表 2-3　GAD-7 广泛性焦虑障碍量表

指导语：下面有 7 条文字，请仔细阅读每一条，把意思弄清楚。然后根据您最近两个星期的实际感觉，是否有以下情况以及影响的程度如何？在适当的方格里画√。每一条文字后有 4 个方格，分别表示：从没有、有几天、一半天数以上、几乎每天。

	从没有	有几天	一半天数以上	几乎每天
1. 感到不安、担心、烦躁或者易怒	0	1	2	3
2. 不能停止或无法控制担心	0	1	2	3
3. 对各种各样的事情担忧过多	0	1	2	3
4. 很紧张，无法放松	0	1	2	3
5. 非常焦躁，以至无法静坐	0	1	2	3
6. 变得很易怒或躁动	0	1	2	3
7. 担忧会有不祥的事情发生	0	1	2	3

总分 _____

备注：以上出现的任何状况，对您在工作、家庭生活以及与人相处中是否产生困难？程度如何？请画√

完全不困难：

有些困难：

非常困难：

极其困难：

（四）睡眠状况自评量表

睡眠状况自评量表（self-rating scale of sleep，SRSS）适用于筛选不同人群中有睡眠问题者（表 2-4）。SRSS 共有 10 个项目，每个项目分 5 级（1～5）评分，评分越高，说明睡眠问题越严重。此量表最低分为 10 分（基本无睡眠

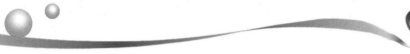

问题），最高分为 50 分（最严重）。

表 2-4　睡眠状况自评量表（SRSS）

指导语：此量表有 10 个题目，请仔细阅读每一条，把意思弄清楚，然后根据您近 1 个月内实际情况，在最适合您状况的答案序号上打√。

1. 您觉得平时睡眠足够吗？ ①睡眠过多了　②睡眠正好　③睡眠欠一些　④睡眠不够　⑤睡眠时间远远不够
2. 您在睡眠后是否已觉得充分休息过了？ ①觉得充分休息过了　②觉得休息过了　③觉得休息了一点　④不觉得休息过了　⑤觉得一点儿也没休息
3. 您晚上已睡过觉，白天是否打瞌睡？ ①0～5 天　②很少（6～12 天）　③有时（13～18 天）　④经常（19～24 天） ⑤总是（25～31 天）
4. 您平均每个晚上大约能睡几小时？ ①≥9 小时　②7～8 小时　③5～6 小时　④3～4 小时　⑤1～2 小时
5. 您是否有入睡困难？ ①0～5 天　②很少（6～12 天）　③有时（13～18 天）　④经常（19～24 天） ⑤总是（25～31 天）
6. 您入睡后中间是否易醒？ ①0～5 天　②很少（6～12 天）　③有时（13～18 天）　④经常（19～24 天） ⑤总是（25～31 天）
7. 您在醒后是否难于再入睡？ ①0～5 天　②很少（6～12 天）　③有时（13～18 天）　④经常（19～24 天） ⑤总是（25～31 天）
8. 您是否多梦或常被噩梦惊醒？ ①0～5 天　②很少（6～12 天）　③有时（13～18 天）　④经常（19～24 天） ⑤总是（25～31 天）

（待　续）

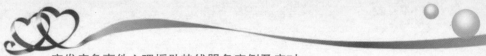

（续　表）

9. 为了睡眠，您是否吃安眠药？ ①0～5天　②很少（6～12天）　③有时（13～18天）　④经常（19～24天） ⑤总是（25～31天）
10. 您失眠后心情（心境）如何？ ①无不适　②无所谓　③有时心烦、急躁　④心悸、气短　⑤乏力、没精神、做事效率低

总分 _____

　　小结　新冠肺炎是一种传染性很强的传染性疾病，目前没有疫苗。在这种情况下，人们会出现各种各样的心理反应，这是正常现象。此章节汇总了普通民众、密切接触者、疑似感染人群、确诊感染人群、医务人员和公务人员这六类人群的常见心理反应，指导心理援助热线服务者正确识别各种心理反应，再快速地选取适合的心理量表进行评估。

（王　丹　张瑞岭　王长虹）

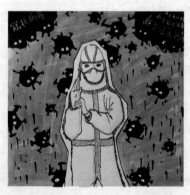

（插图　崔腾飞）

第三部分

公众心理状态在线调查

突发公共卫生事件由于其发生的突然性、传播的广泛性、成因的多样性、危害的复杂性，使人们在亲身经历或体验后，身体、心理、精神及其他方面均易遭受损伤，给人们带来持续而深刻的痛苦，因此，重大公共卫生事件发生期间的心理干预工作不可或缺。以新型冠状病毒肺炎疫情为例，在疫情暴发初期及随后较长一段时间里，各类网络媒体不断更新和推送疫情相关信息，导致公众心理健康状况波动较大。

网络调查能更全面、更客观地掌握当前面对疫情公众的心理状态，是一种有效的调查方法。在本部分我们分析、总结了一部分调查结果，供心理援助热线服务者参考，以便通过热线服务向公众提供适当的心理支持和疏导，防止或减轻心理创伤可能带来的各种潜在负面影响，帮助求助者恢复心理健康。

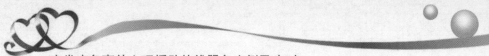

一、调查概况

为心理战"疫"及科学防控提供数据支撑，及时了解公众在新冠肺炎疫情期间的心理行为状况非常必要。河南省精神卫生中心针对此次疫情的特点，设计了包含81个条目的疫情期间公众心理状况调查问卷，借助互联网工具对全国10个省、自治区、直辖市和少数国外公众开展线上调查。调查内容分为一般情况、DSM-5焦虑量表、DSM-5抑郁量表、DSM-5睡眠问题量表、DSM-5躯体症状量表、Yale-Brown强迫症状量表及简易应对方式问卷，以全面了解在当前疫情情况下个体心理行为等问题。

二、调查结果及分析

1. 自2020年2月11日8时上线，截至2020年2月20日8时，共获得有效样本1252份。医务人员是接受本次调查的主体，占总数的46.25%；78.05%的受访者具有大学以上学历（图3-1）。其他情况如来自地区、性别、家庭年纯收入、春节居住地及婚姻状况等详见图3-2~图3-6。

2. 受访的1252人中有81.72%的人担心被感染，其中达到中、重度担心的占20.19%；同时出现不同程度的焦虑、抑郁及睡眠问题，详见图3-7~图3-10。

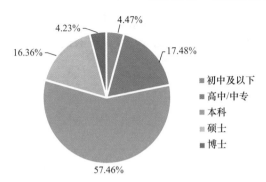

4.47%
4.23%
16.36%
17.48%
57.46%

- 初中及以下
- 高中/中专
- 本科
- 硕士
- 博士

图 3-1　受访者的学历分布

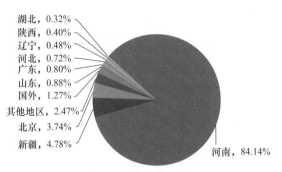

湖北，0.32%
陕西，0.40%
辽宁，0.48%
河北，0.72%
广东，0.80%
山东，0.88%
国外，1.27%
其他地区，2.47%
北京，3.74%
新疆，4.78%
河南，84.14%

图 3-2　受访者的来自地区情况

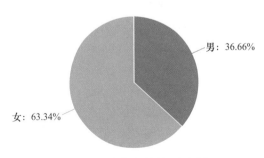

男：36.66%
女：63.34%

图 3-3　受访者的性别比例

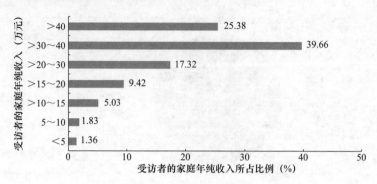

图 3-4　受访者的家庭年纯收入分布

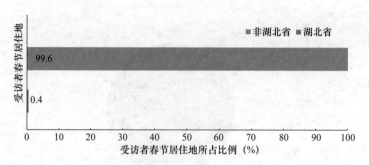

图 3-5　受访者的春节居住地分布

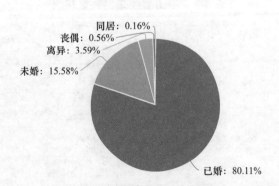

图 3-6　受访者的婚姻状况分布

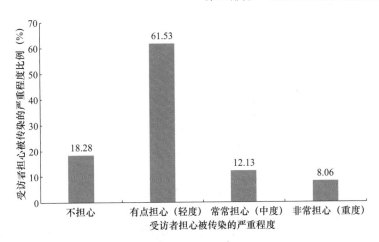

图 3-7　受访者担心被传染的严重程度分布

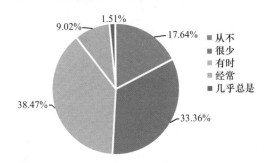

图 3-8　受访者焦虑情绪严重程度的分布

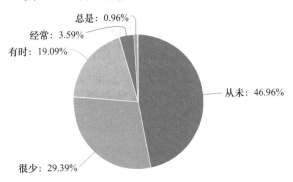

图 3-9　受访者抑郁情绪严重程度的分布

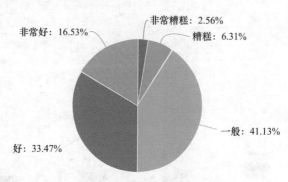

图 3-10　受访者睡眠质量的分布

3. 我们看到有 62.89% 的受访者认为心理援助是必要的（图 3-11）。这也印证了我们出版此书的初衷，更加坚定了心理卫生从业者为大众提供心理援助的信心和动力。

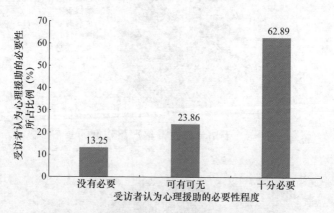

图 3-11　受访者认为心理援助的必要性分布

4. 关于新冠肺炎疫情对生活的影响调查显示，不同性别人群反应不同（表 3-1），差异有统计学意义（$\chi^2=$ 128.252，$P=0.000$）。因此在此次新型冠状病毒肺炎疫情

下，对不同性别公众可以考虑分类干预。

表 3-1　不同性别人群认为新型冠状病毒肺炎疫情对生活的影响比较

性别	新型冠状病毒肺炎疫情对生活的影响				χ^2	P
	恐慌，并引起身体不适	非常担心	有一点担心	不担心		
男（人）	24	76	294	65	128.252	0.000
女（人）	51	149	531	62		

5. 通过进一步比较不同性别人群认为新型冠状病毒肺炎疫情下心理援助的必要性，发现不同性别人群对疫情下心理援助必要性的看法不同（表 3-2），差异有统计学意义（$\chi^2=11.063$，$P=0.004$），更加明确在此次疫情下，针对不同性别分类干预的重要性。

表 3-2　不同性别人群认为新型冠状病毒肺炎
疫情下心理援助的必要性比较

性别	疫情下心理援助的必要性			χ^2	P
	没有必要	可有可无	十分必要		
男（人）	77	118	264	11.063	0.004
女（人）	89	181	523		

6. 为进一步了解新型冠状病毒肺炎疫情对公众的影响，我们比较了在疫情下生活和工作的影响情况，调查显示 89.87% 的受访者认为此次疫情影响了生活；在疫情对工作影响方面，因为在防疫期间社会分工不同，各种职业人群承受的影响不同，但都显示在疫情面前生活和工作都

受到了极大负面影响（图 3-12，图 3-13）。所以各行各业都需要更多的心理关怀。

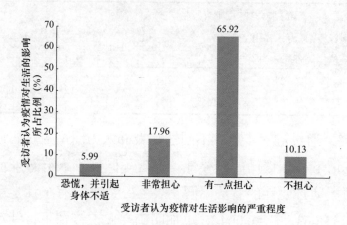

图 3-12　疫情对生活影响的分布

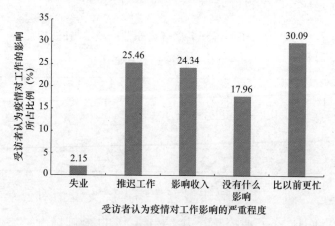

图 3-13　疫情对工作影响的分布

小结　调查问卷在微信平台推送，显示阅读问卷人数为 7220 人次，而我们收集到的问卷数为 1252 份。通过分

析，我们发现此次疫情给各行各业的从业人员都带来了几乎相同的心理负面影响，焦虑、抑郁、躯体不适、强迫、睡眠问题等异常率都高于平常，对生活和工作都产生了巨大的影响。我们也看到了 62.89% 的受访者认为心理援助是必要的，所以在此提醒心理援助热线服务者要重视每一次来电，为科学防控和保障人民群众的身心健康贡献力量。

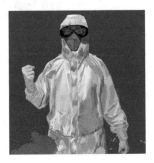

（王　超　李　晏　宋景贵
高　昶　王长虹）

（插图　赵兰兰）

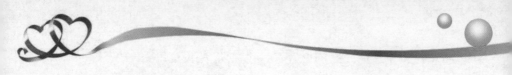

第四部分

心理援助热线服务案例及分析

心理援助热线最初设立的目的是帮助求助者缓解焦虑、抑郁等情绪和针对自杀危机进行干预。热线具有经济、高效、可及性、私密性等特点，越来越多的人开始选择拨打心理援助热线寻求帮助，特别是在突发重大自然灾害及重大公共卫生事件时期，心理援助热线在心理救援方面占重要地位。

以新型冠状病毒肺炎疫情为例，本次疫情波及范围广、影响人群多，对全国许多行业特别是餐饮、娱乐、交通、旅游、酒店等行业影响巨大。新型冠状病毒肺炎疫情期间是心理问题的"高发时期"，在河南省卫生健康委员会的抗疫防控精神指导下，河南省各地市精神卫生中心紧急开通心理援助热线，为当地各类人群提供免费心理援助服务。

前面部分我们完成了6类人群面对疫情时情绪、躯体、行为、认知等方面的应激反应，也向大家呈现了网络心理调查的结果及分析。疫情发生以来，河南省心理咨询中心

心理援助热线来电量从日均 20 个左右增加到 50～60 个，这种趋势对于各地刚建立起来的心理援助热线服务平台既是机遇也是挑战，心理援助的核心就是发现来电者内在改变的力量（内驱动力），给予支持和成长的力量，在助人自助的同时，也是自助助人提升援助技能和历练的过程。本部分给大家分享我们团队收集的 52 例心理援助热线服务案例及对应的一对一的案例解答，希望大家能从中受益。

一、疫情期间河南省免费心理援助热线服务概况

新年伊始，新型冠状病毒肺炎疫情暴发，人们的工作、学习、社交、活动范围都受到很大限制，日常生活、安全感、身心健康均受到不同程度影响。为进一步做好新冠肺炎疫情防控工作，减轻公众因疫情产生的恐慌、焦虑、紧张、担忧、烦躁等情绪，减少心理危机的发生，国家卫健委第一时间向全国发布了心理援助热线电话。在河南省卫健委的安排部署下，河南省各地市卫生行政部门纷纷组织开通疫情防控心理援助专线。热线的建设和服务依托于河南省各地市精神卫生专业机构、综合医院的精神科或社会工作服务机构，均属于社会公益性质。共建设坐席 74 个，开通坐席 56 个，疫情专线 48 条。专职接线员 99 人，兼职接线员 511 人。提供 24 小时服务心理援助热线的地市有 12 个，分别为新乡、开封、郑州、漯河、鹤壁、焦作、三

门峡、安阳、许昌、驻马店、南阳和周口。建设热线信息系统的有河南省心理援助热线（新乡市），以及开封市、濮阳市、漯河市及郑州市心理援助热线，共计5家。

2020年1月31日—2月15日，河南省18个地市的心理援助热线受理与疫情有关的来电咨询共计1792例，其中南阳326例，开封247例，新乡219例，三门峡189例，郑州160例，平顶山121例，焦作99例，漯河83例，驻马店72例，安阳59例，许昌55例，鹤壁33例，济源30例，周口27例，濮阳25例，信阳25例，商丘22例（图4-1）。

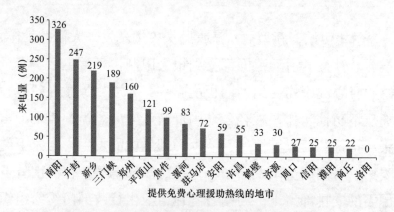

图4-1 河南省免费心理援助热线疫情来电情况

各个地区来电中，因疫情产生焦虑情绪而来咨询者最多，共计658例；其他问题如复工、返工、开具证明等，共计464例（图4-2）。

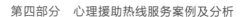

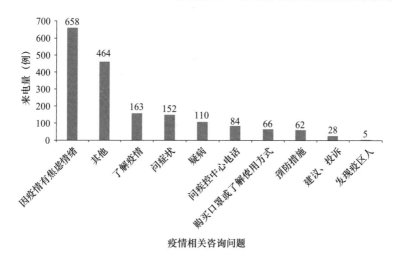

图 4-2　河南省免费心理援助热线与疫情有关来电类型分布

二、河南省心理援助热线服务情况

2020 年 1 月 20 日—2 月 15 日，河南省心理援助热线（0373-7095888）共受理各类电话咨询 827 例，其中，排名前三位的问题类型是精神心理问题（355 例），其他问题如信息咨询、常见精神疾病和药物咨询、心理健康知识、表扬、投诉等（350 例），婚姻家庭问题（54 例），详见图 4-3。与疫情有关咨询共计 219 例，包括因疫情出现焦虑情绪 136 例，疑病 26 例，了解疫情 18 例，其他 16 例，问症状 15 例，预防措施 3 例，购买口罩或了解使用方式 3 例，问疾控中心电话 2 例，详见图 4-4。

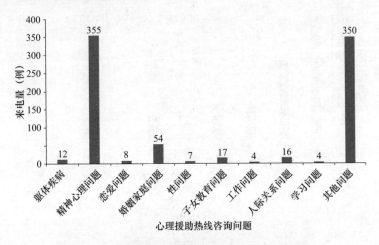

图 4-3   河南省心理援助热线来电类型分布

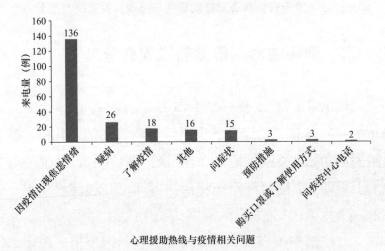

图 4-4   河南省心理援助热线与疫情有关来电类型分布

三、心理援助热线服务案例

新型冠状病毒肺炎不仅对人类的生命安全造成威胁，

对人的心理健康也造成不同程度的冲击，心理援助热线具有隐私性、便利性、易得性、不受时间和地域限制等特点，成为新冠肺炎疫情时期提供心理疏导与支持的主要途径和方式。现列举部分热线典型案例供大家参考。

案例一：某女，33岁。在家待着，心烦，特别焦虑，坐不住，忍不住一直刷手机新闻，有推送时就看。睡不着觉，吃饭觉得恶心、难受，吃不下。不知道该怎么办。

答：①面对疫情，我们都会自然而然地出现焦虑、抑郁、委屈、愤怒、后悔、恐慌不安等情绪反应。我们要正视并接纳自己的情绪，允许自己有这样的情绪反应。②我们可以做一些能让自己放松的事情，或者转移注意力，如看电影、听音乐、烹饪美食、练瑜伽等，也可以给亲戚朋友打电话、发信息。③做好个人防护。④减少刷手机疫情新闻的时间和频率，每天观看官方报道，了解疫情相关信息时长不超过1小时。⑤可以通过自我调节、放松训练等来缓解身体不适。

案例二：某女，28岁。中午在单位吃的方便食品，晚上回到出租屋感觉肠胃不舒服，体温37.2℃，室友比较恐慌。咨询者说自己本身就是高温体质，体温比较容易达到37℃。室友不知道，所以很慌张，反应过度，她走过的地方，室友都会用酒精喷洒，被隔离的感觉很难受。另外，咨询者自己也很害怕，虽然来电时已经不发热了，仍担心感染新冠肺炎。

答：①识别并接纳自己的情绪，认识到出现这种情绪是正常的，可以通过合适的途径比如给心理热线打电话，跟家人、朋友倾诉，将情绪表达出来，情绪得到释放后，内心会渐渐稳定下来。②帮助调整认知，理解室友的警惕是出于对新冠病毒传播的恐惧。我们面对的共同敌人是病毒，要做好个人防护，减少外出，可以最大限度地减少感染的风险。③可以跟室友聊聊，增进彼此情谊，减少隔阂和恐慌感。④多跟亲友电话、视频联系，获得支持和关心。⑤在家适度锻炼，保证每日活动量。吃好睡好，增强免疫力。

案例三：某女，26岁。来电诉其父亲疫情期间，每天在床上躺10个小时，睡5、6个小时，身体不舒服，心里发痒，在家活动不开，想出去运动一下。

答：①尽量在家适当运动，可以练俯卧撑、瑜伽、正念行走等。②实在想出去透气的话，注意做好个人防护，正确戴口罩，选择空旷、通风好的场地运动，回家后洗手，换下外衣挂阳台或院子里晾晒。

案例四：某女，59岁。担心灾难会降临到她身上。近几日焦虑、恐慌、失眠，觉得嗓子特别疼。总想着网上看到的那些令她感到恐惧的消息，越想越怕。每天需要下楼2、3次，在小区内遛狗，每次出门均戴2副口罩。上午出去遛狗时，小区内一位邻居拽着她的衣服不停地跟她说话。回家后，已用酒精对衣服、鞋子消毒，仍担心自己感染新冠肺炎。

答：①每个人都害怕灾难落到自己身上，适度的焦虑有助于我们做好防护，更好地保护自己。②只要我们做好防护，正确佩戴口罩，每次戴 1 副即可，尽量减少出门，遛狗时跟人保持 1 米以上距离，我们就是相对安全的，不用过度担心。

案例五：某男，23 岁。所在村子里的疫情防控措施不到位，个人防护意识很差，有些人不戴口罩在街道边聊天，自己很担心，如果村里有一例确诊病人，后果将不堪设想。

答：①不管别人怎样，先要做好自己的防护措施，尽量不外出，外出戴口罩，勤洗手，跟人保持 1 米以上距离，保护好自己。②跟村主任或村党支部书记反映情况，告知新冠肺炎疫情的严峻性，病毒传播途径的多样化，引起村干部的重视，以便加强管理。③利用手机、网络等途径跟大家分享新冠肺炎防护知识。

案例六：某男，18 岁。吃了包辣条，吃完后发现是湖南生产的，生产日期是 2020 年 1 月 7 日，担心会不会因而感染新冠肺炎。

答：① 2020 年 1 月 7 日的时候，病毒还未在全国扩散开来。湖南也不是疫情重灾区，并且辣条外有包装袋，所以是相对安全的。②建议尽量少吃零食，多吃经过蒸、烫、炒的熟食，减少病毒存在的可能性，以保障身体的健康。

案例七：某男，42 岁。来电前一天有朋友从北京坐高铁回来，跟他一起吃了一顿饭。事后焦虑，担心会不会因此而感染新冠肺炎。

答：①在这个特殊时期，尽量不要聚会。病毒的潜伏期是3～7天，最长不超过14天。朋友从外地乘公共交通工具回来，一般需要居家观察14天之后，才能排除携带病毒可能。②既然已经一起吃过饭了，我们过多的担心只会增加内心的焦虑、恐惧，降低免疫力。可以通过转移注意力，调整自己的情绪。③近期在家不要外出，和家人也保持距离，观察身体状况，看是否有体温升高和其他躯体不适。如出现新冠肺炎相关症状，请及时到定点医院发热门诊进一步诊治。

案例八：某女，20岁。妈妈因疫情恐慌、焦虑，最近有脓痰，不发热，不咳嗽。从武汉封城开始就待在家里，很爱干净，家里每天都用酒精消毒，外出戴口罩。25天前一位邻居从武汉回来，曾与妈妈近距离接触。另外，一个武汉亲戚20天前曾来过家里，妈妈总觉得自己已经感染新冠肺炎，同时也担心会感染到家人。

答：妈妈因为接触过武汉来的人而产生焦虑、恐慌的情绪，这是正常的。我们要理性分析，妈妈一直都很注意个人卫生和家庭清洁，而且到目前为止，妈妈接触武汉回来的人的时间已经超过20天，也没有体温升高、干咳等症状，亲友也未感染新冠肺炎，所以可以适当放轻松些。让妈妈尽量少关注疫情信息，家里多通风，多消毒，多陪妈妈聊聊天，陪妈妈一起练练瑜伽，和妈妈一起制订一个家

庭旅游计划等。

案例九：某女，28 岁，国企公司职员。从初二上班，一直很注意，上下班开私家车，戴口罩，随身带酒精小喷壶。有一次在电梯里遇到一个美团外卖的骑手没戴口罩，心里一直不踏实。近三天体温在 37～37.3℃，担心是不是感染新冠肺炎，目前独自在卧室隔离，跟家人保持距离。

答：个人防护一直都做得很到位，是不容易感染新冠肺炎的。体温升高的原因很多，有可能是着凉，也可能是心理压力大，处于应激状态所致。如果不是新冠肺炎，随着自我调节，体温是会逐渐恢复正常的。如果体温一直没有降低，反而升高，甚至出现其他一些躯体不适的时候，建议尽快就医。

案例十：某女，55 岁。反复纠结自己去超市买肉时，服务员没有戴手套就用手把肉抓到袋子里，肉买回家后反复想会不会有病毒，即使肉在锅里炖了一个多小时，也不敢食用。

答：①新冠病毒确实有可能附着到蔬菜、肉和水果上，在其表面能存活一定时间，但最长不会超过 48 小时。买回家之后经过流动清水的冲洗，表面 80% 的病毒都会被洗掉，另外，病毒在 56℃状态下 30 分钟内能被杀死，而炒菜等温度能达到 100℃甚至更高，肉食经过煎、炒、烹、煮之后，病毒很快就会失去活性，所以不用担心食用后会感染新冠肺炎。②买菜时尽量不要直接用手拿，手上可以套个袋子或者戴一次性手套，避免和蔬菜、水果、肉类直接接触，回家后及时消毒、洗手即可。

案例十一：某女，43岁。因在抗疫一线工作，每天接触的都是一线执勤卡点的人，担心自己的健康。从初一到现在连续上了2周班，还需要买菜、做饭、洗衣，照顾家人，很疲惫。

答：①在高强度工作情况下，出现疲惫、倦怠的感觉是正常的，对抗疫一线工作人员的付出表示敬佩。②建议合理安排工作时间，大家轮流休息，有助于缓解压力，保证身心健康。过度疲劳已造成耗竭状态，反而对我们的健康和工作不利。③可以跟同事互相加油打气，开开玩笑，谈谈感受，增进彼此间的理解和支持。

案例十二：某女，27岁。疫情期间，工作时长较以往明显减少，一周工作3个半天即可。在家大部分时间躺在床上，玩手机，觉得很无聊，不知道人活着是为了什么。情绪低落，给父亲发信息，期望得到父亲的关爱，当父亲没有每条信息都回复的时候，会觉得父亲是不是不爱她了，没有安全感。遇到事情总往不好的方面想。

答：①疫情期间，原有生活秩序被打破，工作时间发生变化，社交也受到极大影响，活动范围大大缩小。这个时候需要尽量恢复原来作息时间，按时起床，给自己安排一些活动，代替躺在床上玩手机。②给父亲发信息，或者给其他亲友发信息，都是缓解憋闷、焦虑情绪的好办法，

同时还能增进彼此感情。③尽量放下手机，减少关注疫情信息的时间。培养其他兴趣爱好，比如听音乐、练瑜伽、健身、看书、烹饪、画画等。④凡事都有两面性，有积极的一面，也有消极的一面。如果只看消极的一面，心情自然会低落郁闷。多关注积极的方面，心情则会豁然开朗。

案例十三：某女，34岁，家在信阳，单位在珠海，是一位老师。想到马上就要开学了，疫情还没得到控制，自己需要乘坐高铁回珠海，很担心会感染新冠肺炎，焦虑，心烦，不知该如何调节。

答：①因马上要上班，需要乘坐高铁，但因存在感染风险而感到焦虑、心烦，这是正常的反应。我们首先要接纳自己的情绪反应。②可以跟学校联系，说明自己的情况，咨询特殊时期学校计划如何开展教学活动，学校是否会延迟开学，进行网络教学。如果此时回珠海，还要咨询是否需要居家隔离数日等相关情况。

案例十四：某女，29岁。因疫情宅在家里，最近两天，总能感觉到心脏扑通扑通跳得很厉害，以前没有这么强烈的感觉，上网查了相关问题，担心是不是心动过速了。

答：正常人每分钟心跳次数在60～100次/分，如果超过100次/分，称为心动过速；如果小于60次/分，称为心动过缓。尽管60～100次/分是正常心率范围，但范围也因人而异。有时候心理压力大也会引起身体上的变化，不用过度担心。可以摸摸脉搏，数数一分钟脉率多少次，是否在正常范围。如果在正常范围，您仍感觉不舒服，可以尝试腹式呼吸、肌肉渐进式放松、练瑜伽等方法放松自己。也可以听舒缓的音乐、看电视剧、做自己感兴趣的事，转移注意力，不去过度关注心脏跳动。

案例十五： 某女，36 岁。情绪焦虑，9 岁儿子因疫情整天待在家里，近几日凌晨 2、3 点还不睡觉，失眠，问这种情况正常不正常，担心儿子是不是出问题了，自己也受影响出现失眠。

答：①在这个特殊的疫情时期，以往的规律生活完全被打破。我们不得不宅在家里，活动范围受到限制，我们每个人都或多或少受到不同程度的影响。孩子也不例外，他们无法正常在校学习、和同学交往、玩耍和运动。可以跟孩子一起讨论自己对疫情的想法和感受，以及在目前情况下该如何调整。②避免将自身的焦虑情绪传递给孩子，也避免对孩子过度关注，比如催孩子写作业，孩子睡得晚就担心他是不是病了，这样可能会引起孩子的焦虑、不满和对抗。③可以和孩子一起制订一个活动计划，合理安排学习和游戏时间。可以在防护得当的前提下，带孩子到楼下适当运动。

案例十六： 某女，58 岁。近来需要去超市或菜市场购买日用物品，虽戴了口罩，仍担心自己会感染新冠肺炎，害怕极了，不知道该怎么办。

答：新冠肺炎是一种呼吸道疾病，主要通过呼吸道传

播，即飞沫传播。飞沫一般通过咳嗽、打喷嚏或说话，以及实施呼吸道侵入性操作，如吸痰或气管插管等产生。飞沫传播的距离一般为 1.0～1.2 米。预防飞沫传播最好的方法是戴口罩。你如果正确佩戴了口罩，一般是可以阻断飞沫传播的。另外，接触传播也是一种传播途径，一般是指直接或间接接触携带病毒的分泌物、血液、体液或排泄物以及被病毒污染的物品时，有可能感染病毒。而预防接触性感染的最好办法是勤洗手，外出回家后要用流动的水正确洗手。只要我们做到少出门，勤洗手，多通风，提高防范意识，是可以远离新冠肺炎的。

案例十七：某男，31 岁。现在居家不出门，电视、手机里都是新冠肺炎的各种消息，也不知道真假，越来越担心，害怕自己也得了这种病。

答：现在是信息化时代，资讯特别丰富，各种消息充斥网络媒体，让人难辨真假。谣言止于智者，我们要相信来自正规渠道的消息，不信谣，不传谣，不造谣。面对疫情，人们难免担心自己的身体健康，这是正常的，但只要采取好相应的防护措施，保持健康、乐观的心态，就能渡过目前的难关。

案例十八：某男，30 岁，公司员工。返岗工作后，老是担心自己的防护不到位，不知道该怎么办。

答：返岗后上班途中要正确佩戴口罩，尽量不要乘坐公共交通工具，如确需乘坐公共交通工具，要尽量避免触摸车上物品，并且到单位后要洗手或消毒；进入单位前自觉接受体温检测，办公时人与人之间尽量保持1米以上的距离；多人办公时佩戴口罩，勤洗手，多饮水；保持办公区域清洁卫生，定时消毒通风。

案例十九：某女，38岁，初二学生母亲。当前疫情形势严峻，学生不能按时入学，内心非常焦急。

答：疫情的防控关系到所有人的健康安全，学校根据政府及教育主管部门的安排推迟开学时间也是为保障教师、学生及家长的健康，一旦开学时间确定，会及时通知师生和家长的，请放心。学生居家期间，我们作为家长，要协助学生按要求及时报告身体健康状况，合理安排学生学习，坚持非必须不外出，做好个人防护，出门佩戴口罩，回家及时洗手。与孩子勤沟通，多交流，保持良好的心理状态，并影响、帮助孩子正确面对困难和挫折，携手共渡难关。

案例二十：某男，23岁。因疫情每天待在家里，吃不好，睡不好，也不能跟同学和朋友聚在一起，更不能出去玩，每天烦躁，焦虑。

答：你现在的年龄正是精力最旺盛的时候，但按照防控要求需要减少户外活动和外出。长时间待在室内，容易出现烦躁、焦虑等情绪，这是正常的。但如果这些情绪影响我们的作息、生活，就应该找些方法来缓解一下。①制订计划。安排好每天要做的事情，特别是要保证规律的饮食和睡眠。②培养一个兴趣爱好。看书、听音乐、写字，

学习一项新技能等，并且享受这个过程。③找到支持。来自家人和朋友的陪伴，是很重要的社会支持。④进行一项锻炼。心情烦躁时，做自己喜欢的室内运动，可以跟朋友视频约好一起锻炼。⑤体会人生。思考自己可以从这段疫情经历中获得什么有价值的人生体验。

案例二十一：某女，32 岁，是两个孩子的妈妈。现在一看到疫情相关信息就难受，不舒服，焦虑。

答：对疫情信息关注要适度，多关注官方发布的信息，要能够在看疫情信息时，按下暂停键，每个人对信息的耐受程度不同，如果刷了一会儿手机就感觉不适，那就立刻暂停，然后快速抽离，减少关注时间。另外，合理地安排自己和孩子的学习时间、娱乐时间等，让自己和孩子平稳渡过这段时期。

案例二十二：某女，22 岁，工作是网络直播。因疫情焦虑地大哭不止。

答：指导使用腹部呼吸法：放松地坐着或躺着，闭上眼睛，微微张开嘴，数 5 下，开始慢慢用鼻子吸气。吸气时，注意观察呼吸，感受胸腔、腹腔、小腹全部充满空气，吸到再也无法吸进去时，憋气 3 秒，然后缓慢从口中呼出。想象不愉快的情绪也随之排出。重复动作 25 分钟左右，让自己恢复到平静状态。

案例二十三：某男，49 岁。每天在家看疫情相关新闻，看得睡不好觉，吃不下饭，时而悲伤、压抑，时而焦虑、

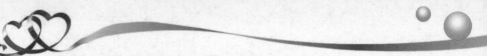

恐惧，感觉自己不容易高兴了。

答：在心理学上，这叫替代性创伤。原因是，您可能短时间内大量、密集地围观了此次疫情，心理层面无异于身临其境，导致自己代入了主角。有很多方法可以面对疫情替代性创伤，这次我们可以使用认知调整方法来缓解。首先，要正视负面情绪。可以针对我们谈论过的症状进行自我诊断，排除生理性原因后，观察负面信息易引起的负性情绪，要正视，不要忽视。然后，要梳理和改变非理性信念，如发现情绪过载，自己难以走出来，不妨拿出一张白纸，静下心来，梳理一下头脑中的非理性信念，并试着改变，接受新的理性的信念。再就是要保证规律作息，相信国家的处理措施，并看到政府正在集中力量，积极应对这场疫情。最后，要适度娱乐、运动，规律地安排生活，多与家人、朋友聊聊，加强防护，照顾好自己。

案例二十四：某女，38 岁，住焦作某小区。因疫情，时常感觉乏力、胸闷，想知道自己是否得了新冠肺炎。

答：新冠肺炎临床表现有乏力，但主要症状是发热。首先要整理一下思路，最近 14 天内是否接触过可疑人员，若没有，可在家观察，在家里要合理安排时间，规律作息，适当运动，培养爱好等；如若有，可一天测 2 次体温，在此期间多防护，自己居家隔离观察，若体温高于 37.3 ℃，及时去医院就诊。

案例二十五：某女，28 岁，一线护士。情绪低落，感

觉很累。因亲眼看见一个个病人治疗无效死亡，觉得特别无助、内疚、自责，叹息生命怎么这么脆弱，我好像什么也做不了。很久不能回家，想念家人，担心家人和自己的健康。疲惫，但是难以入睡，脑子里会想很多。

答：一线医护人员是我们这场疫情阻击战的英雄，他们不仅工作繁重，心理也承受着巨大的压力。①肯定自己所做的工作是有意义、有价值的，还有很多病人及时得到了救治，逐渐康复出院。②看到自己对他人的帮助，哪怕是微不足道的，为自己加油。③同事间相互支持、打气，和同事分享、讨论自己的感受和想法。尽量每天抽空给家人打电话报平安，家人也是我们情感支持的重要来源。④尽量保证充足的休息时间，睡前躺在床上找个舒服的姿势，做深呼吸或冥想，放松自己。

案例二十六：某男，21岁，租住在武汉某小区内。因小区内新型冠状病毒肺炎确诊病例和疑似病例较多，出入小区困难，口罩也只剩一个了，每天只能吃方便面，其他东西难以买到，不知道该怎么办。

答：现在全国人民和你同时都面临着同样的情况：因为疫情，出入各种地方，如小区、办公楼等，都要进行体温测量、登记个人相关信息、消毒等。这样做是为更好地排查与疫情相关的病例，以利于更好地控制疫情。至于口罩和食物等疫区所需要的防疫物品和生活必需品，政府正在竭尽全力向疫区输送。在你所需要物品到位之前，你要

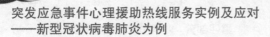

竭尽所能照顾好自己，注意规律起居，适当运动，多与朋友聊聊，更可以随时来电。

案例二十七：某女，20岁，住郑州某小区。和一位同学在年前订了年后去某国游玩的飞机票，因疫情暴发，现在父母不让去，很着急，想知道怎么能说服父母让她出去玩。

答：因为父母担心你会被感染，所以要想说服父母，首先要了解新型冠状病毒肺炎目前的情况、传播途径、临床症状，以及如何防控，如果有症状怎么去治疗等。自己了解得越清楚，就越知道如何说服父母，同时也利于自己在遇到这样的问题时该如何解决。

案例二十八：某男，44岁，北京某单位员工。因与武汉回去的人吃过饭，医院和单位要求其居家隔离观察，已居家10天，没有任何躯体症状，每天和朋友联系，上网查看疫情相关信息，看到有些信息说隔离时间要延长后，感到心慌、害怕。

答：要证实隔离时间延长消息是否真实，可从多方面证实，如：①在官网查询，如国家卫健委、疾控中心网站；②给医院打电话询问；③看新闻等了解详情，从正规渠道获得证实，然后再做相应的准备，避免因看小道信息而出现信息误判，影响情绪。

案例二十九：某女，32岁，住郑州某小区。知道爱人没有被感染，也总是担心有感染可能，所以把爱人隔离在另外一个房间里7天了，不让他和两个孩子接触，担心爱

人万一被感染了会传染给孩子。她每天让爱人测量体温3次，体温总是波动，体温最高时37.1℃，让她内心不安，心急，想要砸东西，问如何让她自己不心急。

答：在疫情期间，出于对孩子的安全考虑，有了为保护孩子而出现的一些行为表现和情绪表现，这是正常的。但情绪反应过度会对身心造成不良影响，甚至会使机体免疫力下降，抗病能力减弱。所以我现在教你一个情绪缓解技术，此技术要每天都练，每次练20分钟以上，熟练掌握才能灵活运用，现在我们就开始学习此技术?（教给来电者练习正念放松技术处理情绪。）再有就是如何确定你爱人现在是否感染此疾病，你可以和你爱人就此疾病如何确诊、如何排除等问题进行沟通，找出解决问题的方法，以解除你内心的顾虑，从而也可缓解因压力而出现的情绪反应。

案例三十：某男，21岁，住广东某市。问疫情什么时候结束，想出去玩，不想待在家里了。

答：近日，钟南山院士答记者问时说，中国国内疫情有望很快减缓，他预计峰值在2月中下旬出现，疫情可能会在4月份宣告结束，当然，重灾区可能再晚一些。要了解更多信息，可网上关注官网发布的信息，可从电视观看相关新闻等。但要注意，每天关注此类信息不要超过1个小时，适当运动，保持作息规律等。

案例三十一：某女，36岁，住河南某村。体温37.8℃，3天了，犹豫要不要去医院看病。

热线员：你体温超过正常体温已经 3 天了，这说明什么呢？

来电者：生病了。

热线员：平常你认为自己生病了，你会怎么做呢？

来电者：当然是去医院了。

热线员：那你现在生病了，是不是要去医院看病呢？

来电者：我担心这个时候去医院会被隔离。

热线员：是的。医院可能会隔离你，假如他们真的隔离你，你认为他们做这个是为什么呢？

来电者：检查，怀疑我是新型冠状病毒肺炎。

热线员：检查、怀疑抑或是确定新型冠状病毒肺炎，在这个过程中，他们同时还做什么呢？

来电者：观察、治疗吧。你的意思是让我去医院？

热线员：你自己来决定，你如果去医院一定要做好个人防护，为保护自己，戴好口罩，与人保持 1 米以上的距离，尽量不要触摸公共物品，触碰后及时洗手等。

来电者：我想我还是去医院吧。

热线员：哦，我知道了你要去医院。去医院前要做哪些防护准备呢？……

案例三十二：某女，36 岁。现在因为疫情信息铺天盖地，不好的信息又比较多，所以时常心跳快，心慌，焦虑，睡不好觉，担心自己会被感染，每天都不出门。想知道怎样能缓解这种焦虑的感觉。

答：焦虑是指向未来事件的情绪，它驱动我们，让我们去为未来做准备，它的积极作用是来避免一些个人认为的"坏的"结果产生。如果你在焦虑疫情，担心出去可能会被传染，你可以采取不出门的行为方式来保护自己。但焦虑过度时，就会影响睡眠、食欲等。为处理过多的焦虑，其一，接纳自己的焦虑，将焦虑看作自己的朋友；其二，给自己每天看疫情的时间最多不超过 1 小时，并对信息进行积极过滤；其三，梳理一下自己的思路，除了疫情之外，是否有其他重要事情需要提前开始做准备；其四，要适当运动，保持规律作息，可多尝试不同方法让自己动起来；其五，教你使用一种快速缓解焦虑情绪的深呼吸放松法。

案例三十三：某女，23 岁，濮阳某地超市收银员。已经开始上班 3 天了，晚上睡不着觉，早上很早醒来，总是担心、焦虑，会不会被感染上新型冠状病毒肺炎，虽然各种防护都做好了，但还是时不时地担心。

答：面对过度的疫情焦虑，我们可以给自己设定一个集中的"焦虑时间"，在这个时间段内主动、集中地宣泄焦虑或担忧，包括引起焦虑的事件和想法等，用本子记录下来，集中处理。其他时间，投入到当下的生活中去。保持与家人、好友的联系。疫情中如有身心不适，要积极、主动求助，不带病工作。

案例三十四：某女，38 岁，住河南某市。想出门去医院复查肿瘤，又担心自己会被感染新型冠状病毒肺炎。

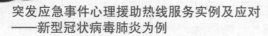

答：担心会被感染要做到以下几点：①积极防范。少出门，如必须出门，要戴口罩，注意勤洗手，与人保持1米以上的距离。②保持警惕。疫情传播期间，对可能感染的人保持警惕。自己检测体温，觉察症状，一旦发现异常，先在网上向医生咨询，确定后，看是否要及时去医院。③适当放松，通过听音乐、深呼吸、尝试冥想等，让心情慢慢平稳。④有规律地生活。⑤多关注健康科学知识。

案例三十五：某男，38岁。从大年初一开始，体温波动于36.7~37.4℃，但是没有去过疫区，也没有接触过疫区的人，平时防护措施也做得到位，前两天去医院检查，医生说没什么大问题，就是有点炎症，但是现在又感觉到浑身乏力，甚至是胸闷，问接线员到底有无问题。

答：①首先您没有去过疫区，也没有接触过疫区的人，并且防护措施做得到位，更重要的是，您也去医院进行了检查，并且结果显示并无特殊问题，所以您不必过于担心。②面对疫情，我们都会出现焦虑或紧张的情绪，过度焦虑或紧张的情绪可能会导致我们体温略有升高，出现胸闷、气短、乏力等症状，所以，我们如果可以有效管理好自己的情绪，尽量让自己放松，这些伴随症状也会随之减轻。

案例三十六：某女，49岁。因为疫情的原因，心里特别害怕，总是想洗手，不停地洗，自己也感觉洗手的频率增加了，手都洗得脱皮了也并不想控制自己的洗手行为，因为总感到自己碰到的东西都有病毒存在，碰到任何东西

自己心里都会难受。

答：①平时我们都佩戴口罩，如果手触摸到了脏东西，只要不碰触到我们脸部、眼部或口部就不会有太大的问题，洗手的频率增加是因为你怕病毒会传染到自己，只要我们对新型冠状病毒的传播方式及应对措施多加学习了解，我们就会知道怎样有效地防护。②所以您的谨慎、小心是正确的，但是过度的谨慎、小心可能会给我们带来很大的精神压力，洗手频率要学会自己控制，有效地制订计划，比如由之前的5分钟一洗手控制到1小时再去洗手，自己慢慢地将洗手的间隔时间延长，恢复到正常的洗手频率。

案例三十七：某女，56岁。因为最近疫情太严重了，心里特别害怕，不知道疫情什么时候才可以结束，每天在家都不敢出门，小区也都封住了不让出去，检查得很严格，看到物业每天消毒的情景，心里更加恐慌不安了，感觉自己心理压力特别大，以至于吃饭都吃不下，一天只吃一顿饭都是硬吃下去的。

答：①面对疫情，我们每个人都不能置身事外，有时候敏感是正常的，我们自己提高警惕，小区物业积极关注大家的健康问题，这是一件好事情，物业防护工作做得严格对我们来说是有利的，这样才能更好地保障我们的健康安全，我们生活在这种环境中也会安心。②平时我们要好好吃饭，因为现在疫情这么严重，不吃饭免疫力也会下降的，所以说我们要按时吃饭，保证营养均衡，这样才能以

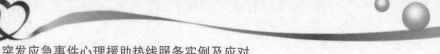

更好的身体状态更有效地抵抗病毒。

案例三十八：某女，32岁。说自己现在每天都会翻看手机，控制不住地去翻看有关疫情的新闻，看完之后就会更加焦虑，越看越害怕，像是自己也得了这种病。看着新型冠状病毒肺炎的患病率不停地上升，心里特别害怕。

答：①减少翻看手机的次数，或者尽量减少关注有关新冠肺炎的信息，甚至不关注。如果忍不住翻看手机，可以转移注意力，看看有趣的娱乐节目或者电视连续剧，来分散自己的注意力，减少关注会使自己产生负面情绪的信息源。②我们自己防护措施做得好，一般不会有什么问题的，如果感到过度的焦虑或紧张，可以找点别的事情做，比如在家做有氧健身运动，如瑜伽、仰卧起坐、俯卧撑，或者做一些美食来缓解自己的紧张情绪。

案例三十九：某女，37岁。因为受疫情的影响，不能出门，家里有老人、小孩，特别不放心。老人想出去锻炼身体却不行，情绪不好，孩子也因为不能出门玩，总是在家闹情绪，导致最近家庭氛围很不好。

答：①虽然这次的新型冠状病毒肺炎给我们的生活带来了很多不方便，但是同时也带来了很多机会，比如，和自己父母长时间相处的机会，和自己的孩子亲密相伴的机会，在平时我们都忙于工作，以至于这些事情都很难去实现，所以我们摆正好自己的心态，正好可以利用这次疫情让我们在家封闭的机会，好好和自己的父母、孩子相处，

这样何乐而不为呢？②同时在家里无聊的时候，我们可以找些事情做，能做的事情有很多，比如和孩子玩游戏，一起做手工，陪伴父母唠家常，一起做饭，这是一个增进家人感情的好机会。

案例四十：某女，29岁。因为疫情每晚难以入睡，每次看到有关疫情的新闻就莫名想哭，也不知道自己在担心什么，听到外面的广播，或者看到路人们都戴着口罩会很难过，已经意识到自己的整个状态不太正常了，但不知道该怎么去改变，什么都不想干了，想寻求帮助。

答：①现在有焦虑情绪是正常的，证明你对自己的身体健康是很关注的，且对自己是负责任的一种表现，如果不当回事，反而不正常了。所以这样的情绪表现是正常的，不必过度担忧，我们每个人都会有这样的状态。②但是过度关注可能也会给我们身体带来一定的负担，所以平时心理压力太大的话，可以和亲人、朋友包括我们热线沟通，寻求帮助，把自己的担忧说给别人听，可以减轻自己的心理负担，要学会向别人倾诉。

案例四十一：某男，78岁。说自己年龄大了，孩子也不在自己身边，如果过一段时间自己也感染了这种疾病该怎么办，到时候是否要去医院看病，万一有什么事情发生了，应该去哪个医院看病，该怎么处理。每天都很害怕，也睡不着，和妻子每天都很恐慌，什么事情都做不了，影响到了正常生活。

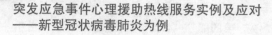

答：①现在我们是健康的，没有什么特殊的情况，并且防护都做得很好，我们自己也很注意，所以当下我们是安全并且健康的，未来会发生的事情我们谁都不知道，等到了那一天我们再去想解决的办法也不晚，现在去过度担心未发生的事情会给我们带来额外的心理负担，对我们的身体带来不好的影响。②建议和妻子在家多沟通，聊些轻松、愉快的话题来缓解心理的不适感，年龄大，不建议做剧烈运动，可以在家里走动走动，适当运动，缓解压力。

案例四十二：某女，32 岁。诉本来计划好了今年过年出去旅游，全家人一起去三亚度假过年，提前把车子也借到了，行李也都收拾得差不多了，全家人满怀期待，一起制订了计划，做好了游玩的攻略，可是因为疫情的原因计划全部被打乱了，现在每天关在家里面也不让出去，所有的计划都被打乱了，心情很烦躁。

答：①很理解您现在这种失落又难过的心情，如果我们一直在自我的这种状态下走不出来，就很容易把自己限制在一种封闭的空间内，这样压抑且不满的情绪一直得不到释放，就会给身心造成不好的影响。其实我们可以换一种思维，试着想一想，至少我们还能和家人在一起，并且在家里面舒坦地享受着温暖和陪伴的幸福，那么此时您再想想那么多医护人员奔赴前线，夜以继日辛苦地治病救人，相比下来，我们是不是幸福很多？②虽然出行的计划被打乱，我们在家里也可以与父母和孩子分享有趣的事情，从

而排解不良的情绪，比如陪孩子做游戏，陪老人听戏曲，做一桌丰盛的菜肴，享受美食带来的愉悦。

案例四十三：某女，27岁。诉自己是一名外来打工人员，因为疫情的原因，回家的路都被封了，铁路也停运，所以被困在了这个城市，无奈自己租了一间小房子，就一个人在这个地方度过了这个春节。时常感到很孤单，很压抑，害怕家人担心，也不敢与他们诉说，以至于每每夜深时都想哭，但怕被邻屋的人听到，也都克制住了，现在感觉整个人都快崩溃了。

答：①你目前的处境确实很让人难过，但是面对这样的情况你应该试着去接纳这些情绪，让它们得到完全的释放，在身处这样令人不安和孤单的环境中，我们经常会认为自己很软弱、不坚强，认为自己不该有这样的表现，从而对自己的情绪进行克制，其实这样是非常不利于我们的心理健康的。②其实你需要更多的心理支持，在这样的非常时期，你需要亲人的关心、朋友的问候，当你感到孤立无援的时候，一定要和自己的家人或朋友多沟通，多交流，互相鼓励，给自己提供心理上的支持和帮助。

案例四十四：某女，51岁。诉年前的时候，自己并没有意识到这次疫情会如此严重，有一次自己将水杯忘在了电动车的车篓里，第二天去骑车的时候发现水杯还在，当时也没有做过多的消毒，随便清洗之后便继续使用。现在疫情越来越严重，来电者每次回想到她的水杯没有充分消毒都会感到害怕、担忧，害怕携带病毒的人故意触碰她的水杯，故意将病毒留在她的水杯上。可是来电者现在的身体状态一切正常，只是每想到这件事情都会呼吸困难，不知道该怎么办。

答：①首先，携带病毒的人碰触您的水杯等都是您的猜想且并未得到证实，并且年前距离现在已经有一段的时间，您的身体状况无特殊表现，可以说您目前没有感染疾病，几乎可以得出结论，您的猜想与事实结论是不相符合的，所以您可以放下之前的顾虑。②其次，您需要减少对这个事件的关注，尽量暗示自己不要去想这件事情，当这种想法再出现在脑海中时，可以立即做别的事情来转移自己的注意力。③尽量暗示自己要用积极的心态去看待这个社会，相信这个社会上好人还是多的，如果我们的心理都是阳光与明亮的，那么我们的世界就会变得美好与和睦。

案例四十五：某男，29 岁。诉现在每天都在不停地翻看手机，用百度、微博等网站查有关新型冠状病毒肺炎的症状及表现与自己对照，每看一个症状都觉得和自己的症状极为相似，怀疑自己也得了新型冠状病毒肺炎，甚至可以确定他的各项症状都已经符合这个疾病的诊断。来电者担心现在去医院是不是就会被隔离，感觉很痛苦，也很害怕。

答：①要学会控制自己，尽量不要查阅有关疫情的资料，尤其是避免上网这种查阅的方式，初期可以减少查阅

次数，慢慢控制自己不再查阅此类信息，隔绝此类给自己带来负面情绪的信息源。②不要过度去关注自己的身体情况，必要的防护是需要的，过度关注就会带来心理的负担，引起焦虑或紧张的情绪，过度焦虑或过度紧张也会引发一系列躯体不适感。

案例四十六：某女，41岁。前两天因为自己丈夫的体温37.3℃感到不放心，经全家一起商量之后，决定带丈夫到本地的医院进行检查，在排队的时候听到前排的一位戴口罩的中年男人说自己是从疫区回来的，并且此时有发热症状，听到后立刻带着丈夫离开。最近听新闻报道说本地区确诊一名感染者，经核实正是那天在前排排队的中年男子，现在全家恐慌不安，自己丈夫目前体温回落，身体状况无异常，但是全家人还是小心翼翼、心惊胆战地生活。

答：①目前疫情确实牵动人心，很多人都很焦虑，您遇到的这种情况确实会让人产生顾虑，这是正常的表现。但是，目前没有出现特殊情况，我们保持适当的关注就可以。②我们要科学地认识疫情的性质、流行情况、临床表现等，自己采取好防护措施，不要过度关注负面信息，多多关注防控知识，遇事不慌张，保持着临危不乱的处世态度，以便我们正确地应对疾病。③放松心情，恢复正常的作息时间以及饮食习惯，配合着在家中做适当的运动，练就强壮体魄，提高身体素质，来抵抗病毒。

案例四十七：某男，34岁。诉因为疫情的原因，公司到现在都不让去上班，不去上班工资就会受影响，到现在为止，信用卡、房贷以及支付宝花呗都还未还账，自己现在压力很大，不知该怎么办。问疫情什么时候才可以过去，什么时候生活能恢复正常，来电者认为现在每天都过得很空虚，不知道该做些什么打发时间。

答：①针对现在疫情带来的严重影响确实让人感到无奈，公司不通知上班是避免给大家带来感染的风险，为职员们的健康着想，毕竟安全是第一位，生命是最重要的，所以首先我们要理解公司的做法。②在这段时期里，我们可以好好地沉淀自己，即使不去公司上班，我们也可以在家提升自己，看看相关专业的书籍，学习自己的专业技术，这是一个很好的机会来充实自己，发展自己的潜力。所以珍惜当下的时间，不要让时间荒废过去，而应使它变得充实且有意义。

案例四十八：某男，18岁。是一名刚上大学的学生，很不容易考上了武汉大学，刚进入一个新的环境，也刚刚才开始适应这个环境，对于新的同学、新的知识、新的环境刚有一点点新的了解，一切期待都是美好的，但是因为疫情的原因现在不能返校，特别害怕将来跟不上学习进度，学习成绩也下降，很焦虑，每晚都担心得睡不着。

答：①因为疫情的原因无法在正常的时间返校，其实

对我们来说也是一种安全保障。在特殊时期，为了避免交叉感染，可能会耽误我们的行程安排，但是就目前的情况来说，安全是最重要的，只有我们有一个健康的身体，才可以做更多想做的事情。②我们在家中也可以适当地学习课本知识，对自己的专业知识进行提前预习，或者复习之前学过的知识点，可以通过这种方式充实自己在家里的生活，同时为开学后的学习打好稳定的基础。

案例四十九：某男，45岁，是一个饭店的老板。在年前很多客人都订了年夜饭，饭店都提前准备了食材，费了很多功夫，也花了不少钱购买菜和肉，可是因为疫情的关系，几乎所有客人都取消了年夜饭，给饭店造成了很大损失，很多菜可能都得浪费了，来电者称自己压力很大，也很焦虑，甚至无法接受。

答：①对于当下疫情来说，我们每个人都不能置身事外，在成长过程中并不都是一帆风顺的，都会经历磨难才能壮大自己，包括我们的国家也一样，现在国家有难，我们都有责任也有义务去支援，我很理解您现在面临的经济损失让您感到难过，但要建立积极的应对方式。我建议您可以和职工们讨论下这些食材可以通过什么样的方式更好地利用起来，怎样用自己的方式参与到救援中，为社会贡献您的力量，我相信这种失落感一定会被对社会贡献的成就感所取代。②我们要正视生活给我们的各种挫折，并尝

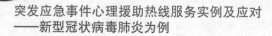

试着去接受它，去更好地认识、分析挫折。挫折给我们带来损失的同时，也教会我们今后如何更全面、准确地处理事情，我们可以从这次的事情中找出未来能更有力保障我们自己的方法。凡事有利有弊，我们要用一分为二的眼光去看待。

案例五十：某男，30 岁。2 月 6 日家里老人血压高，带老人到新乡某医院急诊科做检查，其间和父亲有近距离接触，都戴着口罩，父亲当日曾和某乡确诊病人打过招呼，距离 2 米以上。次日知道这一情况之后，来电者就开始紧张、心慌，最近这几天闲着的时候就心慌、胸口胀闷。问这是什么情况。

答：①在得知父亲曾与确诊病人打过招呼之后，出现紧张、心慌、胸口胀闷，可能是担心自己是否会被传染，内心过于紧张、恐慌而出现的身体反应，不用太担心。父亲虽说和确诊病人见过面，但距离较远，并且父亲戴了口罩，做好了个人防护，所以是比较安全的。②可以试着放松自己，转移注意力，规律生活，多休息，适当运动，提升身体免疫力。通过心理热线、网络咨询等方式，积极寻求心理支持。③居家观察 14 天，一早一晚量体温。如果发现有体温升高、干咳、乏力等不适，再去医院做相关检查。

案例五十一：某女，68 岁，退休校长，爱好弹琴。诉

13 天前，看到网络上的新冠肺炎相关信息后，感觉压力很大，开始出现烦躁不安，坐卧不宁。9 天前，看到小视频里讲解冠状病毒可以通过气溶胶传播，自己又买不到理想的口罩，因而症状加重，感觉自己要感染新冠病毒，担心自己会死，寝食难安，无法平静。

　　答：心理干预：针对此案例，鉴别诊断，排除恐惧，考虑为焦虑状态。可以应用认知应对治疗，但注意分析来电者的年龄、职业、性格特征。对于其既往的职业生涯，及时给予肯定，满足其被尊重的心理需求。做到共情、理解、接纳，将来电者的焦虑合理化。来电者陈述出现焦虑行为是因为担心、害怕感染等原因，继而引导来电者如何才能不过分焦虑，不过分担心，如何做到不过分卷入担心、害怕疫情的情绪之中。来电者述：我已经告诉自己不去想，可是控制不住。治疗师引导来电者并非刻意不去想，或者刻意转移注意力，而是要专注于做自己想做、喜欢做或者说自己认为重要的事，并举例引导何为不刻意，何为专注于眼前的事情，最终达到让来电者自己领悟如何去做。最后，引导来电者梳理沟通相关内容。

　　相关健康教育：①将其焦虑合理化：疫情之下，允许自己存在焦虑情绪，并且还可能会持续存在，但它随着疫情过去会慢慢减轻。适度的焦虑，有助于提高自身的适应能力。②支持、接纳：家人之间，尽量做到相互理解、相互支持、不抱怨，重视家庭成员之间的交流沟通，让爱在家庭中流动。③合理释放压力：对家人倾诉、写写日记、与老朋友聊聊趣事等。④适度获取信息：减少电子产品的使用时间，每天控制在 1 小时以内。疫情相关信息关注官方发布的就好，避免过度浏览负面信息引起恐慌。⑤合理利用时间：珍惜难得与家人相聚的时间，不妨一起做一些有意义，或者说平时想做没时间做的事情，比如：看书、做美食、做游戏等，让生活充实起来。⑥放松自己：可以重拾弹琴这一爱好，听一些让人放松的音乐等。⑦提高机体免疫力：规律作息，合理膳食，保持良好的心态。

案例五十二：某女，25 岁，本科学历，职员。诉 2 周前看到网络上的新冠肺炎相关信息后，感觉疫情太严重，压力很大，怕死，怕感染新冠病毒，更怕自己传染孩子。来电者担心、害怕，总怕东西和手洗不干净或者消毒不彻底，为此想要更多的确定性，从而出现一些强迫行为，频繁、持续地洗手，不断喷洒酒精消毒，直到达到其认为的"干净"状态为止。不停地检查口罩的佩戴，不停刷手机以获取最新信息，明知没有必要，却又无法自控，严重干扰了日常生活。

答：心理干预：针对本案例，采用认知应对治疗技术联合价值取向短程心理治疗技术。做到共情、理解、接纳，

将来电者的担心合理化。来电者陈述出现强迫行为是因为担心自己和家人感染新冠肺炎，此时引导来电者如何才能不过分担心、害怕，如何才能很好地从反复担心和强迫行为怪圈里抽离，或者说不卷入。来电者述：转移注意力，我已经告诉自己不去想，可是控制不住。治疗师引导其逐渐认识到并非刻意不去想，或者刻意转移注意力，而是要专注于做自己想做、喜欢做或者说自己认为重要的事情，并给予现实行为试验的例子引导来电者做眼前的事情，最终达到让来电者自己领悟如何去做。

健康教育：①允许自己情绪波动：这次疫情事件每个人都不可能置身事外，个体遇到应激事件出现担心、害怕的情绪反应很正常。但是如果担心过度，非但不能提高安全系数，反而徒增烦恼，按照官方提供的防护措施去做即可。②支持和关爱：重视家庭成员之间的感情连接，做到相互理解、相互支持，共同渡过这一艰难时期。③重新安排作息时间：珍惜与家人相聚的时间，可以一起做一些有意义，或者说想做平时没时间做的事情，让生活充实起来。另外生活规律、合理膳食、保持良好的心态。④理性分析，坦然面对：相信官方信息，相信自己的判断，不信谣，不传谣。建立在外界及环境堆积起来的信息，犹如没有根基的浮萍，经不起风吹浪打。而一个人只有接纳自己理性判断，才能做到内心的淡定和坦然，如根基很深的大树，任凭风吹雨打，坚不可摧。

小结　这一章节我们主要给大家提供了 52 例热线案例，包含了疫情期间大部分心理问题及我们的援助技术运用，让大家"有案可循"，把心理应对技术灵活运用到援助热线中。

（张　磊　张溢涵　李云云　史利静　张瑞岭　王长虹）

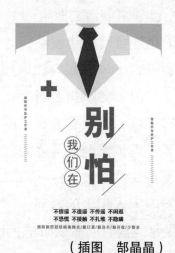

（插图　郜晶晶）

第五部分
常见心理问题的应对策略及技术

　　突发公共卫生事件具有不确定性和突发性，它给人们带来的不仅是物质层面、经济层面的不良影响，还有对人们的内心世界深层次的影响。在应对突发公共卫生事件的过程中，为人们提供心理援助和危机干预是非常必要的。心理援助是应对重大突发公共卫生事件的一个重要部分，它对帮助人们心理修复和促进社会稳定均具有重要意义。本部分以新型冠状病毒肺炎疫情为例，就突发公共卫生事件中开展的心理援助应对策略及干预技术进行探讨。

　　心理援助是一个积累的过程，熟能生巧，掌握基本技能是基础。本部分我们列举了常见的8种心理应激反应，针对性提供了应对技能，心理援助热线服务者在快速评估来电者后，可以针对性地选择这些应对技能来解决问题。

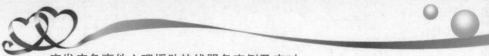

一、常见心理问题的应对

（一）焦虑状态

遇到情况不明、存在危机之时，焦虑、恐惧就会悄然出现。焦虑如果适当，它就会成为"助燃剂"，促使我们快速调整，尽快适应、应对当前的局面；但如果过度，它就转换成"毒剂"，让我们身、心功能失调，出现痛苦、障碍。因此，在疫情期间心理状态对疾病的转归至关重要。怎样避免过度焦虑、恐惧，可以试试这样做。

1. 允许焦虑、恐惧的存在

在疫情期间出现焦虑、恐惧，这是一种"如约而至"的反应，证明你的心理功能运转正常，心理免疫系统功能良好，自身内在是有力量的。而且，情绪是能力的外在表现形式，在达到一个顶峰后就会慢慢趋于平静，就像乒乓球拍下去，它弹起的幅度会越来越小一样。如此审视我们的情绪反应，知其源，懂其归，胸中有阡陌，自然接纳它们。这样"泰然"处之，本身不就减弱了焦虑、恐惧嘛！

2. 转移注意力

在陷入焦虑、恐慌时，想到、感受到的不由自主会往

不好的方向倾斜，这种"结合"形成一个环路，致使不良情绪持续加重。那么，如果打破环路，将倾向性的思绪从这种不良环路中抽离、转移出来，就会给我们争取到时间或机会慢慢消化焦虑和恐惧，给不良情绪留出缓冲的空间。抽离、转移的方法：比如与人聊聊过去，让你惦念的那年、那人、那事、那情；在"静"的状态下一点一点充实自我，待那云开雾散时，用积累的能量展翅翱翔。

3. 找到宣泄口

焦虑、恐惧笼罩下人生痛苦，过度痛苦减弱自我的应对能力，出现各种心身问题。如果找到一个口，让这些情绪像泄洪一样流走一些总是好的。而宣泄方法因人而异，适合自己最好，比如倾诉、运动、劳动、游戏、看书，甚至撕纸、敲打东西等。

4. 选择性关注

心情和事件性质密切相关，所以，想有好的心情可以用好的事情来引导。主动关注自我相关的正面信息，回顾过去战胜困难的成就、优势等，这些会给我们信心和掌控感。当有信心可以掌控你的命运时，心自然就安定了。另外，还可以主动关注外在正能量信息，关注大家在此次疾病发展过程中做出的成就及令人感动的事迹，从先进人物那里获得力量和战胜困难的信念。所有这些积极的思维都可以调动起身体的免疫力，协同抗击疾病。

（二）抑郁状态

抑郁和焦虑好似姐妹，喜欢结伴而行。在焦虑持续情况下，情绪也很容易低落下来。而且作为社会动物，人在由疫情所致的长期宅居下，社会交往减少，娱乐减少，自由受到限制，抑郁情绪很容易滋生。另外，各种信息渠道接收的负面消息，也促进不良情绪产生。

1. 辩证认识抑郁

在疫情下产生的抑郁情绪，大多是由病毒肆虐带来的伤害以及对这种伤害存在某种程度的无力感所致，是对自我和人类能力的质疑，是一种不自信。虽受到打击，却不失为一种劝解或警示，警示我们要看到自己、人类的渺小，看到大自然力量的强大与不可抗拒，善待、尊敬我们赖以生存的环境。将抑郁情绪转为一种敬畏，一份良善，一份和谐。

2. 清空思想

在情绪不好时，不必强迫自己心情好起来，顺势而为，可以在被"下沉"的状态下试着放空自己，比如盯着天空、一树、一花、一书等发个呆，让大脑"待机"，给自己一个缓冲时间，重整思想行囊，再行乐事。

3. 积极暗示

心情低落不外乎是受外界负性信息冲击或消极自我影响导致的。为什么这样讲呢？很好理解，疫情前虽忙碌、有各种苦恼，但总体还是快乐地工作、生活，没有时间悲悲切切。疫情来了，我们情绪出现问题，这在提示情绪低落是近期相关因素所引起的。既然这样，我们就做影响它的"物"、操控它的"物"，用积极的暗示（力量）慢慢浸润，逐渐扭转。如告诉自己：我们都在努力，一切都会好起来的，目前只是一时之困。

（三）躯体化症状

随着新冠肺炎症状的公布，我们总是会不由自主刻意地细细感受自己是不是有这样或那样的不适，自己有没有那些特征性症状，以此来消除可能被感染的担忧。然而，这样来来回回的扫描反而促成目标症状很快进入感知圈，进而被放大、被证实。担忧更甚，感知更敏感，扫描更频繁，随之，症状越发明显。来，打破这样的恶性循环，消除这种痛苦。

1. 回避求证

看到信息报道的症状或恰好身体表现某些症状时，在控制不住进行自身对照时，不妨也反复提醒自己这只是信息，只是偶然的，尽量不要去——感受或体会新冠肺炎症状发作时的情况。尽可能转移注意力，去想其他事情，回避进一步求证，比如前面提到的回忆以往类似经历，回忆让自己能沉浸其中的人或事。

2. 合理解释

如果身体有不适感，恰恰与新冠肺炎症状类似，我们很容易联想到该疾病。那么排查完毕后，可以将出现该症状的疾病成因、发展、表现等反复告知自己，尤其是不相符的症状，给自己身体不适一个合理的、客观的、全面的解释。

3. 转移注意力

出现身体不适大多是对疫情或疫情后果关注过度、敏感度提高所致，那么减少这种关注，将自己对身体不适的注意力转移到其他方面，如运动、劳动、游戏等，减少对身体的感知和扫描也会消减身体不适程度。

（四）疑病观念

在疫情下，明明没有感染疾病，却总是怀疑自己已经患病，经检查排除也不能释然。刻意反复寻找自己身上感受到的异常，以此来证实自己真的被传染了，有点"没病找病"、"自找"痛苦之嫌，你可中招？如何破解？

1. 前后对照

疑病其实就是将没有的疾病硬往自己身上套，而且还用各种蛛丝马迹证实它。一般情况下，这种怀疑不是偶然。所以，我们不妨回想既往出现过类似的经历，一样的煎熬，一样的自我恐吓，一样的虚惊一场，但终是安然度过。这样的对比即便不能完全消除怀疑，至少让自己明白现在的怀疑和担忧也很可能如前一样，有些过度和不必要。

2. 反驳证据

反复求证自己有病是因为我们担心自己真的有病，这种担忧有时候不是那么容易消除，做事总围绕疾病来回转。既然这样，不如反方向来，寻找不支持疾病的证据，刻意把这些证据多看、多记。随着记忆加深、时间延长，反驳有病的力量增强，怀疑的力量就会减弱。

3. 转移注意力

怀疑被感染其实真正的动机是我们担心自己被感染，想着用最坏的结果来消除这种担心、害怕的过程。既然本身是一种担忧，是一种思虑，我们不妨做些事情弱化这种担忧，减少这种思虑，疑病自然就会慢慢消退。转移的方法可以选择运动、劳动、游戏等，因人而异，适合你就是最好的。

（五）强迫

面对来势汹汹的新冠肺炎疫情，一方面，一些个体在压力之下出现了各种强迫症状，比如无休止地洗手，总感觉病毒洗不干净，对自己和周围环境过度使用消毒剂，自己也想控制，但是控制不住，明显干扰了自己的日常生活；而另一方面，在新冠肺炎的防疫要求之下，一些在这种特殊情况下的合理的具有仪式化的行为，比如适时洗手和酒精消毒，每天定时给居室通风，乘坐电梯尽量不用手直接触碰电梯按钮，包括电视节目上经常能看到的医务人员进出隔离病房穿脱防护服的程序绝对不能乱等，可能使一些个体产生"误解"而强化和诱发强迫症状，比如误认为我以前的强迫症状是有道理的，或者使原先罹患强迫症或者具有强迫人格特征的个体强迫症状加重，比如反复消毒、反复洗手，消毒和洗手的时间和次数明显超出了实际需求，欲罢不能，导致身心疲惫，无法做应该做的事情。那么，假如出现了强迫症状，我们如何应对？

1. 正确认识"仪式化行为"

在特殊时间和地点，比如隔离病房、发热门诊、手术前等，这种按程序洗手、消毒的行为是合理的，必须严格要求。但是我们生活在日常环境之中，即使是在疫情紧张的这段时期里，按照要求，做好一般性的防护即可。比如

出门戴口罩、正确洗手、消毒，居家科学通风，同时也需要营养均衡，心理稳定。既不过分强化病毒无处不在和杀伤力惊人的灾难性感觉，又不低估我们正常科学防护手段对病毒的有效拦截的能力，不寻求以完成强迫行为来追求自己绝对化的放心和安全感，因为这样做反而会适得其反。

2. 强迫症状的认知应对

首先，应该接受强迫症状的存在，而不是总想将这些症状排除到意识之外，接受症状而不是克服和战胜症状；其次，在接受的基础之上，对一些强迫性的动机和观念刻意忽视，不予回应，既不对其反感，又不轻易屈从强迫观念去完成强迫行为；最后，鼓励运用升华的方式，比如做一些力所能及的事情，如微信交往、家庭内部的徒手无器械锻炼、听音乐放松等。一定要让自己身体动起来，"大灾之下，是时候该做些什么了"，这样会无形中转移注意力，增强自控感和自主感。

（六）愤怒

愤怒是因为目的和愿望无法得到满足、内心压力逐渐积累而出现的一种负性情绪体验。面对突如其来的"新型冠状病毒肺炎"疫情，经过一段时间的全民抗击疫情和各地封闭式管理，略显枯燥的生活消耗了我们的心理能量，确诊人数和死亡人数的增加使人们恐惧感加重；一些工厂停工、学生无法按时开学，很多生活工作中的"停摆"或者频率被打乱给人们带来了心情的压抑，甚至愤怒；交往和娱乐活动的停止，也使生活中缺乏应有的色彩，从而致愤怒无处发泄。那么面对压抑不住的愤怒，我们该如何调节？

1. 调整认知

从内心深处先暂时与丰富的生活做一个真正的告别。目前的生活方式从方方面面来讲不符合大众的心理需要。自己的角色不得已要从和平时期转到"战争时期"，有一句话说得好，"我们每个人都是战士，宅在家里也是为这场看不见硝烟的战役做出自己的贡献"。而宅在家里，其实也会给我们一个全新的体验，可以增进家庭成员之间的亲情，让我们感受到彼此之间都是那么的重要，或者趁有时间提高一下厨艺，为何不去享受这段人生中难得的远离喧嚣、调养身心的时光呢？

2. 行为调整

我们每个个体，在新冠肺炎疫情压力之下，安全感都被打破，信任感都会减弱，良好的自我意识消失，变得没有平时自信，容易被各种负性情绪和无孔不入的谣言所影响，假如顺应自己的负性情绪和想法，我们就会陷入灾难性的感觉无法自拔，愤怒既会指向周围环境，也会指向自己。而行为上的积极改变相对于情绪和认知的调整更为容

易一些，比如从力所能及的小事情做起，脑子这时候可以"格式化"，只体会此时此刻自己正在做的事情，完成以后给予自己适当的奖赏和良好的自我暗示，认真体验完成事情之后的满足感、轻松感和愉悦感，每天可以设定一些小目标，尽可能如期完成，比如读读书、追追剧，这样安全感和自控感会逐渐回归，愤怒感会逐渐平息。

3. 寻求帮助

假如心理问题很明显，自我调节未果，可以寻求专业的心理帮助，比如求助于心理热线和心理专业人员的帮助。

（七）敌对

在持续的新冠肺炎疫情压力之下，我们其中一些人和平时的表现有所不同，比如容易和别人甚至家庭成员因为小事情无端产生争执，容易无端指责别人等。有关个别人不配合社区和单位设卡测量体温，甚至拒绝戴口罩的消息时有报道；在白衣战士在抗疫前线以命相搏的时候，个别伤医事件仍然发生。那么除了个别个体的人格本身的缺陷之外，应激状态之下人们似乎更容易出现一些敌对和非理性行为，那么如何自我调适呢？

1. 稳定化技术

敌对的出现往往和焦虑、抑郁、恐惧、愤怒情绪的蔓延和不安全感有关。稳定化技术里面有一个保险箱技术，具体操作如下：我们将此次突发公共卫生事件给我们带来的各种不良反应比如烦恼、愤怒、无助、无奈等"打包暂存"，把它放在一个虚拟的、自己设计的、只属于本人的保险箱里面，待以后时机成熟再做处理和解决。我们想象有一把钥匙，把保险箱的门锁好，放在一个安全的地方，平时不去触碰它。这样做可以使我们学会与目前糟糕的情绪和感受保持距离，增强自我功能，将注意力转移到面对暂时无法改变的现实，产生"我是时候应该做些什么了"的动力，逐步恢复心身平衡的状态。

2. 将顺应自然的理念内化于心

人类能在一定程度上改造自然，但是人类终归是自然的一部分，不能违背自然和规律。而一些法律法规和国家为应对疫情采取的临时性断然措施正是敬畏自然、尊重科学和尊重生命的具体体现。这时，在约束之下短时期的不自由可以让我们的安全得到进一步的保障，毕竟对新型冠状病毒的认识还在形成之中，我们既不过分压抑自己，也不去无端挑战非常时期的法则，因为敌对心理和行为毕竟是少数人的表现，在非常时期，接纳自己、接纳变局、接纳各种不便，接纳而不对抗，将自己的个人需要让位于国家抗击疫情的需要或者整体的需要，不因为旁枝末节的小事无故

动怒以致消耗自己的心理能量。这样，才能够提高自己的心理对环境和现实变化的顺应性，心理上会得到一定的成长。

（八）危机状态及处置

应激状态之下，一些敏感个体时常会出现突发性的反常行为和状态，比如自杀行为、冲动行为及惊恐发作等。日前在心理咨询门诊曾遇到过这样的咨询者，为了预防新冠病毒，进家后也不敢摘下口罩，甚至晚上睡觉时也戴着口罩，睡眠质量明显下降，入睡困难。因为担心空气中弥漫着新冠病毒而惶惶不可终日，近半个月发作性地紧张、心悸、出汗，出现窒息感，因为害怕病毒又不敢做深呼吸，在家里又不能随便外出，曾经突然用头碰墙，号啕大哭，说自己受不了，不想活了。显然该咨询者出现了很明显的应激反应。那么，如何做好危机状态的处置呢？

1. 澄清问题

我们也应该了解咨询者出现严重应激反应之前的心理状态。比如该咨询者上了几年预科军校，但是在入伍前因心理筛查中没有过关而返回原籍。为此心里对未来的路如何走十分迷茫。其实一些有突发应激反应的人，在疫情之前或多或少地会有一些其他的不如意和心理创伤，也需要我们认真地挖掘、倾听。

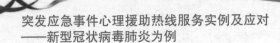
2. 深刻共情

不急于对咨询者的行为做出评判，要先进入咨询者的内心世界，体会此人此时此刻的痛苦："哦，这个小伙子在学校努力认真打拼了 3 年，本来相对阳光和确定的未来又重新变得不确定起来，未来的路不知如何去走，突如其来的新冠肺炎疫情又加重了咨询者的不确定和灾难性的感觉，让他对人生的意义和价值产生怀疑，这个年轻人会不会把这种挫败感和无法面对现实转化成对当前疫情的恐惧、绝望、无助？"

3. 合理化

在耐心倾听和准确共情的基础之上，合理化咨询者此刻的感受和反应。给咨询者简单地讲一下应激、应激反应、合理化、正常化这些概念。

4. 探讨自杀问题

与咨询者探讨自杀的原因、自杀的危险因素、自杀的保护性因素、自杀以外的替代措施等，最后把咨询者逐渐引向希望，也就是播撒希望的种子，帮助咨询者找到可以利用的心理资源。

5. 做好陪伴

安排好家属，告知近段时间一定有专人陪伴他，适当

又不过分地照料他。

6. 适当用药

适当应用一些药物，比如抗抑郁药、抗焦虑药以及情绪稳定药。

二、不同群体的心理应对策略

（一）普通民众

1. 将应激状态之下出现的各种负性情绪正常化，减少自责、排斥，有哀伤应该及时表达。

2. 让身体动起来，利用现有条件进行体育锻炼，增强控制感和自主感，用心体会正在做的事情。

3. 对自媒体的消息减少关注，避免不实信息干扰情绪，多关注主流媒体发布的信息。

4. 增强社会支持。体会特殊时期家庭成员、亲朋之间的关爱，进行爱与爱的链接，以寻求力量。

（二）密切接触者

1. 以此时此刻此人群为立足点，寻求支持和相互帮助，特殊时期的抗疫情谊是人性中最美的，但是应做好防护。

2. 升华。自己现在所承受的和经历的，不仅仅是为了自己，也是为了国家、社会和家庭。

3. 饮食调整，营养均衡，调整好生物钟，暗示自己"这样做，免疫力会变得强大起来"。

4. 化解愤怒。不去埋怨确诊患者和疑似患者，毕竟被感染的患病者更值得同情。

5. 主动求助心理热线和其他形式的专业帮助。

（三）疑似感染人群

1. 做好底线预警。自己有被诊断新冠肺炎的可能性，但是此病可防、可治、可控，适度的紧张、焦虑有助于调动自身的内在资源和潜力，自己提高配合医生、护士下一步诊疗的依从性。

2. 做好身份转换。不管是新冠肺炎还是普通肺炎，不管自己以前的社会角色如何，此时此刻，我就是一名患者，我此时的任务就是养病和配合治疗。减少社会和家庭责任感，以真正做到自我减压。

3. 有意关注积极的信息。比如疫情的逐渐稳定、疗法的逐渐增多、自己身体的积极变化，而刻意忽略一些消极和不实信息。

4. 与医护人员形成良性互动。当全国医护人员以命相搏、以生命护佑生命、生死相伴的时候，我们还怕什么？要坚信，自己也是治疗的主体。

（四）确诊感染人群

1. 专注于自己身体上感觉好的部分。比如我的上下肢没有事情，我就主动去感受它的温暖和力量，当医护人员做治疗和护理的时候，我尽可能主动配合，减少依赖，逐步恢复自信。

2. 将对生死的恐惧升华为求医的行动，比如我本人并不惧怕疾病和死亡，但是国家、事业、家庭、朋友都需要我，所以我要和医护人员并肩作战，与命运抗争，从而早日康复。

3. 主动回忆自己曾经的成功、所做的善事，或者回忆一些生活中值得纪念的美好时光和点点滴滴的小事。

4. 接纳现实处境。接纳自己的确诊患者身份，接纳自己治疗或者隔离的状态。此时，心中应该知道，举国上下都在尽最大努力救治每一位新冠肺炎患者，自己并不孤单！

（五）医务人员

1. 轻装上阵，安排好后援。比如将家庭事务安排好，做好长期抗击疫情的准备，和后方领导、老师和朋友保持密切联系，及时寻求持续的帮助及心理安慰。

2. 善用团队力量。新冠肺炎的疫情可能会激发医务工作者强烈的助人动机，一旦遇到挫折可能会有挫败感，这时候应该利用团队的力量来冷静分析，恰当应对。

3．减少轻伤不下火线的状况。比如自己出现身体不适时，要及时休息，少一些个人英雄主义，因为自助才能助人。

4．如果出现明显的心理问题，比如焦虑、失眠、抑郁，及时寻求心理医生的专业帮助。

5．因地制宜地自我调节，比如方舱医院医护人员可以和患者一起跳广场舞等。

（六）公务人员

1．限定工作时间和任务，做好轮休，减少心理耗竭。

2．营养均衡，满足自己的基本需要。比如饮食起居、安全感、如厕等。

3．团队督导。每天抗疫工作很忙，任务完成后每天挤一点时间在做好防护的同时，相互聊一下今天工作中的事情，会收到意想不到的效果。

4．善于示弱。很多公务人员既是救灾者，同时又是受灾者，比如亲人临终而公务人员因为阻击疫情无法见最后一面，这时候哀伤的及时表达十分重要。

小结　以上所呈现的是 6 种常见的应激反应以及心理学方面的应对方式和策略。大灾之下，我们的性别、年龄、个性、心理素养、身体状况、家庭情况及社会角色各有不同，应对这次突发公共卫生事件的心理反应、适应能力也有所不同。大量研究表明，仅有少数个体经历突发事件的

洗礼之后出现应激障碍，即使如此，心理危机干预对维护受灾者心理状况的稳定，防范极端行为的出现仍具有重大的意义。

总之，不同的人群在新冠肺炎的疫情压力之下，分工不同，角色不同，应激反应也既有共性又有个性，合理的应对策略和方式，会减少疫情给我们带来进一步的心理伤害和身体伤害，我们的合理应对定会成为自己宝贵的心理资源。

（张建宏　申丽娟　张瑞岭　王长虹）

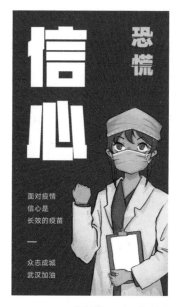

（插图　梁苗苗）

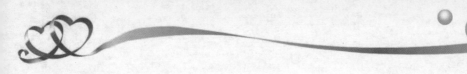

参 考 文 献

［1］ 南京脑科医院. 面对疫情如何做好心理防护？这份"心理处方"请转需［EB/OL］.（2020-01-26）［2020-02-20］. https://mp.weixin.qq.com/s/lZHNCoMIKKLo_gBQSgtRhQ.

［2］ 赵旭东，刘中民，康传媛，等. 与2019-nCoV感染相关的心理卫生及人文关怀问题［EB/OL］.（2020-01-28）［2020-02-20］. https://med.tongji.edu.cn/Mobile/Show/293?fid=4708.

［3］ 四川新型冠状病毒肺炎疫情心理干预工作组. 新型冠状病毒大众心理防护手册. 成都：四川科学技术出版社，2020.

［4］ 赵旭东，刘中民. 抗疫安心——大疫心理自助救援全民读本. 上海：上海科学技术出版社，2020.

［5］ 马辛. 新型冠状病毒感染的肺炎公众心理自助与疏导

指南. 北京：人民卫生出版社，2020.

［6］周旺，王强，胡克. 新型冠状病毒肺炎预防手册. 长沙：湖北科学技术出版社，2020.

［7］陆林，王高华. 新型冠状病毒肺炎全民心理健康实例手册. 北京：北京大学医学出版社，2020.

［8］中华人民共和国突发事件应对法. 中华人民共和国国务院公报，2007（30）：16-23.

［9］祝卓宏. 国内突发事件后社会心理援助现状与短板问题. 城市与减灾，2020（02）：59-62.

［10］王丽莉. 论政府在重大灾难事件心理援助中的责任. 理论与改革，2009（05）：22-25.

［11］刘大唯. 突发事件中心理危机干预研究. 中国应急救援，2011（02）：18-22.

［12］James RK, Gilliland BE. 危机干预策略. 7版. 肖水源，周亮，等译. 北京：中国轻工业出版社，2018.

［13］卫生健康委员会. 国家卫生健康委办公厅关于印发心理援助热线技术指南（试行）的通知［EB/OL］.（2021-01-14）［2021-01-15］. http://www.nhc.gov.cn/cms-search/xxgk/getManuscriptXxgk.htm?id=cc7db306ca384130a3ed3a0882360128.

［14］国务院应对新型冠状病毒肺炎疫情联防联控机制. 关于印发新型冠状病毒肺炎疫情防控期间心理援助热线

工作指南的通知［EB/OL］.（2020-02-07）［2021-01-
07］.http://www.nhc.gov.cn/jkj/s3577/202002/f389f20c
c1174b21b981ea2919beb8b0.shtml.

［15］贾晓明，安芹.抗疫心理援助热线工作指南（一稿）
［EB/OL］.（2020-01-31）［2021-01-07］.http://www.
mmhcc.cn/custom/a/373.

附　　录

附录一　心理援助热线服务规范

河南省新型冠状病毒肺炎疫情防控期间
心理援助热线工作指导手册（试行）

心理援助热线咨询是新型冠状病毒肺炎疫情下提供心理援助最便捷、可行的方式。开设心理援助热线咨询，可以为处于疫情不同层面的公众提供心理服务，包括心理支持、情绪疏导、情感支持、危机干预，促进求助者情绪稳定，维护心理健康。

咨询流程

心理援助热线上接到的心理咨询，咨询员需按以下流程进行。

一、上线咨询前的准备

1. 咨询员要提前做好身心准备，以精神饱满、积极的状态为来电者提供服务。

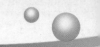

2．接受过心理咨询相关培训。

3．学习新型冠状病毒肺炎相关文件及知识，掌握有科学依据的科普信息及政策。

二、咨询过程

第一阶段　建立关系

1．与来电者建立信任、融洽的咨询关系。信任、融洽的咨询关系是咨询效果的关键要素。

2．恰当解答和应对初始阶段来电者对心理援助热线服务及咨询员资质、个人信息的提问。

3．以真诚、开放的态度，专业的咨询技巧，陪伴来电者应对挫折，获得自我成长。

第二阶段　情绪舒缓与问题识别

1．在情感支持的基础上，使用开放性提问方式，鼓励来电者谈出自己的情绪与困扰，咨询员要聚焦在当下，澄清并识别出来电者此时最困扰的问题。

2．对来电者的倾诉与表达给予耐心的倾听和积极的回应，并给予情感上的理解与支持。

3．评估来电者近期的情绪状态、生活状况，饮食、睡眠等情况。了解相关问题出现的时间、严重程度、对生活和工作的影响、引发当下困扰的相关因素。

4．如来电者咨询的问题跟新冠肺炎疫情有关，评估其对当前自身状况及新冠肺炎问题的认识和理解。评估其是否存在认知偏差，确定解决问题阶段需要讨论的方向。

第三阶段　评估消极观念和行为风险

1. 正确判断来电者自杀风险等级

（1）有念头无计划（无计划或计划不具体）；

（2）近期不会实施（计划实施的时间大于1周）；

（3）近期可能实施（大于3天，小于1周）；

（4）即将实施（3天之内）；

（5）刚刚实施（咨询前2个小时或咨询时正在做）；

（6）2周内自伤、自杀行为（来咨询之前2周内）。

2. 如为高危来电者，按高危处理流程及原则处理

（1）表现出冷静、非评判性、专业能力和真诚的关注；

（2）与来电者建立起信任的和谐关系；

（3）对于无望、无助、无价值、自我隔绝和恐慌的感觉保持警觉；

（4）向来电者传递出对其强烈感受和绝望感觉的理解；

（5）表达适度而非过分的关注；

（6）假设来电者对于自杀处于矛盾状态而不是下定决心要死；

（7）提醒来电者他（她）给心理援助热线打电话就是寻求帮助的表现；

（8）告诉来电者他（她）不再孤独，你们将一起探讨其他的选择；

（9）如果在咨询过程中没有实施自杀，通过发掘来电者内部资源、外部资源，帮助其获得掌控感和改变的动机。

第四阶段　问题解决阶段

1. 针对来电者当前困扰引发的因素，与来电者一起进行讨论。

2. 识别来电者内、外部资源，自己能做哪些努力改变现状，可以向谁寻求帮助，找到解决困扰的方法。

3. 鼓励来电者理性看待疫情。对于来电者表现出来的合理认知和积极的应对方式给予肯定和鼓励。

4. 如果来电者的反应超出正常范围，建议在做好自我防护的前提下到精神卫生专业机构就医。

5. 鼓励来电者在目前疫情的环境之下尽可能保证充足的休息、规律饮食及规律的生活作息，适度地运动以增强机体免疫力。

6. 建议来电者适度查阅相关官方信息，避免因不实信息、信息过载导致的过度恐慌。

第五阶段　总结结束咨询

1. 可以让来电者对本次所谈的内容进行总结，或由咨询员进行总结。

2. 评估来电者掌握谈话要点的情况，适当地给予补充和调整。

三、咨询结束后工作

1. 如有危机或特殊情况，及时逐级上报。

2. 预留几分钟让自己放松调整后，准备处理下一个线上咨询。

3．对于有困惑的案例，请简单整理，上报河南省心理咨询中心（0373-3373955），由咨询中心组织案例讨论和督导。

4．每天当班人员均需统计自己班次上处理的和疫情有关的咨询，填写疫情咨询登记表和信息汇总表，上报心理咨询中心。

附录二　心理援助热线处理指导原则

新冠肺炎疫情防控期间心理援助热线疫情相关危机处理指导原则：

一、医务人员

1．危机表现

（1）情绪崩溃：主要表现为无助、无望、担忧、恐惧、沮丧、悲伤、愤怒等，如果医护人员长期不能休息和轮换，可能会出现职业枯竭，甚至出现急性应激状态。

（2）生理反应：疲乏、晕眩、呼吸困难、睡眠不好、食欲下降、胃痛、身体疼痛等。

（3）认知反应：不信任感、不安全感、自责、内疚、注意力难以集中、麻木、决策困难等。

（4）职业倦怠：紧张、无法放松、心力交瘁、筋疲力尽、与他人关系紧张、缺乏耐心、无价值感、公平和善恶的信念动摇、愤世嫉俗、对自己经历的一切感到麻木与困

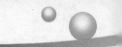

——新型冠状病毒肺炎为例

惑等。

2. 处理重点

（1）情绪宣泄：给予充分的情绪宣泄的时间，允许他们表达各种情绪感受，接受产生的负面情绪。

（2）关注日常生活：了解是否正常吃饭、睡觉、休息，告知无论是否有胃口，要定时定量饮食，保证睡眠，不熬夜；即使工作任务重，也要注意休息，适当转移注意力，合理安排运动及娱乐。

（3）社会支持：鼓励与家人和朋友多沟通和交流，与同事相互支持、分享感受，及时向领导反映遇到的情况和存在的困难。

（4）教授放松技巧

1）放松训练：一般是在安静的环境中按一定要求完成特定的动作程序，通过反复练习，使医务人员学会有意识地控制自身的心理、生理活动，以降低机体唤醒水平，增强适应能力，调整因过度紧张而造成的生理、心理功能失调，起到预防及治疗作用。

2）深呼吸放松法：又称为腹式呼吸法，如慢慢地吸气4秒，停顿2秒，再呼气2秒。

3）冥想放松法：冥想放松，非判断性，不管有什么样的想法，不去评判它，只是体验；耐性，我们不必以每时每刻的运动来填充自己的生命，让事物按自己的时间展现出来，不要对自己下一刻会发生什么有什么期待，只是时

时刻刻对自己开放；信任，相信自己的感觉和直觉；无为，不想努力获得什么或到达什么地方；接纳，不要担心结果，只集中注意力接纳此刻发生的事情，即便出现了分心也要接纳，只要再重新把注意力集中到呼吸或那个词汇上就好了；放任，如果出现了评判想法，那么就放任并去观察这种想法。

4）音乐放松法：音乐可以通过听觉，直接作用于我们的大脑，让脑细胞随着音乐的节奏改变放电频率，从而影响神经递质和激素分泌，改变我们的心率、脉搏、血压、体温、皮肤电导率和肌肉紧张程度等指标，起到改变个体情感、情绪、认知以及行为的作用。

二、普通人群

1．危机表现

（1）情绪失控：主要表现为焦虑、担忧、恐惧、无助、悲伤、愤怒等。

（2）生理反应：睡眠不好、食欲减低、胃痛、身体疼痛等。

（3）认知反应：不信任感、不安全感、过分关注身体、对任何情况灾难化等。

（4）行为反应：坐立不安、冲动行为、过量饮酒等。

2．处理重点

（1）情绪宣泄：给予充分的情绪宣泄的时间，允许他们表达各种情绪感受，接受他们的负面情绪。

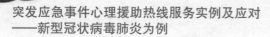
（2）正常化：告知个体肺炎疫情下可以出现不同的情绪反应、认知改变和行为方式，并将其反应正常化。

（3）关注日常生活：了解是否正常吃饭、睡觉、休息，告知无论是否有胃口，要定时定量饮食，不熬夜。鼓励在家中丰富生活和锻炼身体，不只关注疫情，也要做一些自己感兴趣和带来愉悦感的事情。

（4）社会支持：鼓励与家人和朋友多沟通和交流，也可通过电话、微信等电子手段与远方朋友、家人沟通交流。

（5）提供有关新型冠状病毒肺炎的防治知识：传授有关病毒的相关知识和个人安全防护措施，鼓励积极面对，增强治疗和预防信心。

（6）健康教育：关注主流官方媒体报道的信息，减少虚假信息造成的过度恐慌，正确认识此次疫情等。

（7）教授放松技巧：深呼吸放松法、肌肉放松法、冥想放松法及音乐放松法（同上）。

三、疑似感染及确诊感染人群

1．危机表现

（1）确诊前：容易出现恐惧、愤怒甚至绝望心态，容易产生冲动、攻击行为，特别是本来就是精神障碍的患者，更容易出现这样的失控行为。

（2）确诊及诊疗中：情绪不稳、担心恶化、焦虑、无信任感、悲观等。

（3）出院前：因为紧张导致体温上升的身心反应，以

至于不得不继续留观，延期出院。担心出院后会感染亲友，担心被人排斥等，缺乏安全感。

2．处理重点

（1）给予对疾病的健康宣教，促进安全感。

（2）提升自我效能感。

（3）促进与家人及社区的联系。

（4）健康教育，注入希望。

四、公务人员

1．危机表现

（1）情绪：可能出现"情感耗竭"状态，焦虑不安，紧张担心，面对突然发生的疫情，不自觉地紧张，担心应对不好。可能产生"去人格化"特征，情绪压抑、失落，以一种消极的、悲观的态度去对待自己身边的人和工作。心情浮躁，烦闷，坐立不安，整日提心吊胆等。

（2）躯体：由于工作压力大，心身俱疲，可能出现躯体不适感，食欲下降，胸闷、心悸，容易疲乏，注意力难以集中，睡眠紊乱。

（3）行为：在高度紧张的情况下，过大的压力导致公务人员心情浮躁，难以集中精力、一丝不苟地完成工作。心烦意乱，惴惴不安，总是胡思乱想，不由自主地、习惯性地产生一些毫无意义的甚至违背自己意愿的想法。也可能出现缺乏安全感，犹豫不决，对领导、同事甚至家人、朋友都不信任，从而出现人际关系问题。

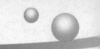

（4）认知：长期情绪压抑，面对领导的批评、公众的质疑，可能产生"低成就感"心理，自卑，消极评价自己，并伴有工作能力体验和成就体验下降，甚至对一切事物产生厌倦，不感兴趣，感受不到工作的乐趣，体会不到在工作中的自我价值，否定自己。反复担心工作没做好，担心会被问责，导致工作效率下降。

2．处理重点

（1）公务人员作为执掌公共权力的特殊主体，应重视信息公共性、开放性，提高群众的知情度，帮助大众了解疫情的实时信息和防护知识，选择科学和医学权威资料，降低恐慌。向公众提供真实、准确的信息，可以把应激水平降低到合适的程度，大家众志成城，共同抗击疫情等。

（2）领导人物和权威机构的真诚态度对其他人士气影响很大。

（3）反复充分培训，了解应激反应，学习应对应激、调控情绪的方法，帮助当事人在心理上对应激有所准备。

（4）合理排班，安排适宜的放松和休息，保证充分的睡眠和饮食，维护良好的心理状态。

（5）在精神卫生专业人员的指导下，观察急性反应的发生发展过程，帮助行政相关人员宣泄情绪，讨论内心感受；评估来电者的心理健康状况，提供鼓励、支持和安慰，并建议适当休息。

（6）如出现失眠、焦虑、情绪低落，可给予心理支持及认知应对治疗，必要时可进行面对面心理危机干预。持续2周不缓解且影响工作者，需由精神科医师进行评估诊治。

（7）在可能的情况下尽量保持与家人和外界联络、交流。

附录三　心理援助热线服务技术

新冠肺炎疫情防控期间心理援助热线咨询的基本技巧与方法：

一、倾听的技巧

1．开放式问题

咨询员以"什么""怎么""什么原因"等语句发问，让对方给予较为详细的回答，了解事实的同时也是情绪宣泄的机会。

2．封闭式问题

咨询员的问题让对方以"是"或"不是"、"对"或"不对"等一两个字给予回答，目的是澄清事实，使本次咨询限定在某些特定的问题上，便于接下来有目的地干预。

3．鼓励和重复语句

以某些词语，即"嗯""噢""后来呢"等，鼓励对方继续讲下去。所谓重复语句，是指重复对方所讲的某部分内容，引导对方沿着这个话题继续讲下去。

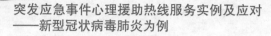

4．对事实的说明

对事实的说明，可以把来电者诉说的一件件分散的事情联系起来，帮助他们思考问题之间的关系，探索问题的本质。

5．对感情的反应

对来电者表达的情绪、情感做出反应。有时虽然来电者已经表现出某种情绪，但并没有意识到，咨询员如果能够对他们的情绪、情感准确反应，来电者会有被理解的感受。

二、干预的技巧

1．具体化

澄清具体事实，澄清词汇的具体含义。只有了解了当前这位来电者的具体问题，才可能真正理解对方。

2．即时化

从咨询员和来电者目前的情感、感觉、认知出发，有效地帮助来电者袒露心扉，澄清问题，特别是当咨询陷入困境时可以找到咨询的突破口。

3．对质

向来电者反馈呈现来电者有混乱不清或者自相矛盾的言行。帮助来电者认识到这些矛盾之处，更好地改进，促进建设性互动，使用时注意语气温和。

4．情感支持

真诚地理解、帮助分析问题，引导来电者看到自己积

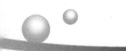

极的方面，认识到自己有力量解决问题，共同寻找解决问题的策略，这本身就是最有力的情感支持。

5．促进行动

必要的行动指导是有益的，与来电者共同讨论建设性解决问题的方法，以商讨的口气提出建议效果更佳，讨论可能遇到的困难更有助于来电者。

附录四　全国免费心理热线电话（附表 4-1）

附表 4-1　全国心理援助热线一览表（国家卫健委心理援助热线项目办）

省、自治区、直辖市	热线名称	电话号码	开通时段
北京市	北京市心理援助热线	010-82951332 800-810-1117	24 小时
天津市	天津市心理援助热线	022-88188858	24 小时
河北省	河北省心理援助热线	0312-96312	24 小时
山西省	山西省心理援助热线	0351-8726199	24 小时
	山西运城市心理援助热线	0359-5553999	8:30—12:00 14:30—17:30 （周一至周五） 8:30—12:00 （周六）
内蒙古自治区	呼伦贝尔市心理援助热线	0470-7373777	24 小时
	内蒙古自治区心理援助热线	0471-12320-5	24 小时

（待　续）

（续　表）

省、自治区、直辖市	热线名称	电话号码	开通时段
辽宁省	大连市心理援助热线	0411-84689595	24 小时
	抚顺市心理援助热线	024-57520521	24 小时
	阜新市心理援助热线	0418-3780123	24 小时
	锦州市心理援助热线	0416-3215120	24 小时
	沈阳市心理援助热线	024-23813000	24 小时
	辽宁省心理援助热线	024-73835706 024-12320-3	8:00—17:00
	营口市心理援助热线	0417-3263003 0417-3263113	24 小时
吉林省	长春市心理援助热线	0431-89685000 0431-89685333	24 小时
	吉林省神经精神病医院心理援助热线	0434-5079512 0434-5079510	8:00—22:00
	辽源市心理危机援助热线	0437-6996888	8:00—11:30 13:00—16:00 （周日不开通，周三、周六上午开通，其他时间全天）
黑龙江省	大庆市心理援助热线	0459-12320	24 小时
	哈尔滨市心理援助热线	0451-82480130	9:00—次日 1:00
	齐齐哈尔市心理援助热线	0452-2739122 0452-2736734	8:00—17:00 （周一至周五）
上海市	上海市心理援助热线	021-12320-5	8:00—22:00 （周一、三、五、日）

（待　续）

（续　表）

省、自治区、直辖市	热线名称	电话号码	开通时段
上海市	上海市心理援助热线	021-12320-5	24 小时（周二、四、六）
江苏省	苏州市心理援助热线	0512-12320-4 0512-65791001	24 小时
	徐州市心理援助热线	0516-12320-6； 0516-83447120 15950665120	24 小时
	无锡市红十字心理援助热线	0510-88000999	24 小时
浙江省	杭州市心理援助热线	0571-85029595	24 小时
安徽省	合肥市心理援助热线	0551-63666903	24 小时
福建省	福建省心理援助热线	0591-85666661	24 小时
	泉州市心理援助热线	0595-27550809 18159526768	24 小时
	厦门心理援助热线	0592-5395159	24 小时
江西省	九江市心理援助热线	0792-8338111	8:00—22:00
	赣州市心理援助热线	0797-8155180	24 小时
山东省	潍坊市心理援助热线	0536-6231120	24 小时
	枣庄市心理援助热线	0632-8076100	24 小时
	临沂市心理援助热线	4001539120	24 小时
	青岛市心理援助热线	0532-85669120	24 小时
河南省	河南省心理援助热线	0373-7095888	24 小时
	开封市心理援助热线	0371-23921120 4001-096-096	24 小时
	漯河市心理援助热线	0395-3701120	24 小时

（待　续）

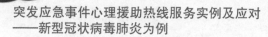

——新型冠状病毒肺炎为例

（续　表）

省、自治区、直辖市	热线名称	电话号码	开通时段
湖北省	武汉市心理医院"心心语"心理热线	027-85844666	24 小时
湖南省	常德市心理援助热线	0736-7870909	24 小时
广东省	东莞市心理咨询求助热线	0769-22113311	8:30—23:30
	广州市心理援助热线	020-81899120 020-12320-5	24 小时
	深圳市心理援助热线	0755-25629459	24 小时
	中山市心理援助热线	0760-88884120	24 小时
	佛山市心理援助热线	0757-82667888	24 小时
	江门市心理援助热线	0750-3125678	24 小时
广西壮族自治区	广西心理援助热线	0772-3136120	8:00—22:00
	南宁心理援助热线	0771-3290001	8:00—22:00
海南省	海南省心理援助热线	0898-96363	24 小时
重庆市	重庆市心理援助热线	023-12320-1	24 小时
四川省	阳光心理热线	0816-2268885	24 小时
云南省	昆明市心理援助热线	0871-5011111 0871-12320-5	24 小时
	云南省保山市心理援助热线	0875-2130595	8:00—17:30
陕西省	汉中市心理援助热线	4008096341	8:00—12:00 13:00—16:30
	西安市心理援助热线	4008960960	10:00—24:00
甘肃省	兰州市心理援助热线	0931-4638858 0931-12320-5-1	8:00—22:00

（待　续）

（续　表）

省、自治区、直辖市	热线名称	电话号码	开通时段
甘肃省	天水市心理援助热线	0938-8221199 0931-12320-5-2	24 小时
青海省	青海省心理援助热线	0971-8140371 18997267291	24 小时
宁夏回族自治区	宁夏心理援助热线	0951-2160707	24 小时
新疆维吾尔自治区	新疆石河子市心理援助热线	0993-2851261	24 小时

附录五　河南省免费心理热线电话（附表 5-1）

附表 5-1　河南省免费心理援助热线一览表

地区	热线电话号码及承办单位	心理援助热线服务时间
新乡市	0373-7095888（河南省精神病医院）	24 小时
	0373-7720021/0373-7718510（新乡市精神病医院）	24 小时
	0373-2022011/18614983879（新乡市社会心理服务工作中心）	24 小时 / 8:00—18:00
	0373-3022889/7132005（新乡市未成年人心理健康辅导中心）	8:00—21:00
	0373-6989369/13569873684（辉县益民精神病医院）	24 小时
郑州市	0371-58678856（河南省心理咨询师协会）	24 小时
	0371-55622625（郑州市第八人民医院）	24 小时

（待　续）

（续 表）

地区	热线电话号码及承办单位	心理援助热线服务时间
郑州市	0371-58678111（郑州市心理援助热线）	24小时
	0371-58678280/0371-58678311（郑州市第九人民医院）	8:00—12:00
开封市	4001-096-096（开封市第五人民医院）	24小时
	0371-26979667（兰考县中心医院）	24小时
平顶山市	0375-6166125/0375-6166135（平顶山市第六人民医院）	8:00—17:00
安阳市	0372-3318000（安阳市第七人民医院）	24小时
焦作市	0391-3698120/0391-2618120（焦作市精神病院）	24小时
	0391-3897120（焦作市第四人民医院）	24小时
许昌市	0374-3361021/18539062538（许昌市建安医院）	8:00—12:00/24小时
漯河市	0395-3701120（漯河市精神病专科医院）	24小时
	0395-3335120（漯河市精神病医院）	24小时
南阳市	0377-12355（南阳市精神卫生中心）	24小时
	13838704779/18638464818（邓州市第三人民医院）	24小时
信阳市	0376-6526355（信阳市第六人民医院）	8:00—17:30
周口市	0394-8368120（周口市第六人民医院）	24小时
	13603874253（鹿邑县中医院）	24小时
	13949994008（鹿邑县人民医院）	24小时
驻马店市	0396-2923456（驻马店市精神病医院）	24小时
	0396-12345（市政府热线）	24小时
濮阳市	0393-6188620（濮阳市精神卫生中心）	8:00—18:00

（待 续）

附　　录

（续　表）

地区	热线电话号码及承办单位	心理援助热线服务时间
鹤壁市	17639209120/17639269120（鹤壁市人民医院）	24 小时
三门峡市	0398-2166762/0398-2182001（三门峡市康复医院）	24 小时
商丘市	0370-5078919（商丘市第二人民医院）	周一至周五 8:00—12:00 14:00—17:00
济源市	12345 市长热线（济源产城融合示范区管委会）	8:00—20:00